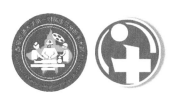

专科护士继续教育丛书

# 手术室核心制度及常用考评标准汇编

主审　辛　霞　李洁琼　黎巧玲
　　　辛爱利　王　强
主编　张琳娟　梅　娜　吴　越

U0290841

西安交通大学出版社
XI'AN JIAOTONG UNIVERSITY PRESS

国家一级出版社
全国百佳图书出版单位

**图书在版编目(CIP)数据**

手术室核心制度及常用考评标准汇编 /张琳娟,梅娜,吴越主编. — 西安:西安交通大学出版社,2022.11

ISBN 978 - 7 - 5693 - 2956 - 8

Ⅰ. ①手… Ⅱ. ①张… ②梅… ③吴… Ⅲ. ①手术室—管理—制度—汇编 ②手术室—考核—标准—汇编 Ⅳ. ①R612

中国版本图书馆 CIP 数据核字(2022)第 231888 号

SHOUSHUSHI HEXIN ZHIDU JI CHANGYONG KAOPING BIAOZHUN HUIBIAN

| | |
|---|---|
| **书 名** | 手术室核心制度及常用考评标准汇编 |
| **主 编** | 张琳娟 梅 娜 吴 越 |
| **责任编辑** | 郭泉泉 |
| **责任校对** | 赵文娟 |
| **装帧设计** | 伍 胜 |
| **出版发行** | 西安交通大学出版社 |
| | (西安市兴庆南路 1 号 邮政编码 710048) |
| **网 址** | http://www.xjtupress.com |
| **电 话** | (029)82668357 82667874(市场营销中心) |
| | (029)82668315(总编办) |
| **传 真** | (029)82668280 |
| **印 刷** | 西安五星印刷有限公司 |
| **开 本** | 787 mm×1092 mm 1/16 **印张** 13.5 **字数** 299 千字 |
| **版次印次** | 2022 年 11 月第 1 版 2022 年 11 月第 1 次印刷 |
| **书 号** | ISBN 978 - 7 - 5693 - 2956 - 8 |
| **定 价** | 98.00 元 |

如发现印装质量问题,请与本社市场营销中心联系。

订购热线:(029)82665248 (029)82667874

投稿热线:(029)82668803

**版权所有 侵权必究**

# 《手术室核心制度及常用考评标准汇编》
# 编委会

| | | | | | |
|---|---|---|---|---|---|
| **主　审** | 辛　霞 | 李洁琼 | 黎巧玲 | 辛爱利 | 王　强 |
| **主　编** | 张琳娟 | 梅　娜 | 吴　越 | | |
| **副主编** | 韦延强 | 成小燕 | 孙　烨 | 高　庆 | |
| **编　委** | 王　茜 | 张小荣 | 张　洁 | 邱洪波 | 何　甜 |
| | 周　珊 | 姚　岚 | 郭秀英 | 路　璐 | 刘谋珠 |
| | 贺　丽 | 马　磊 | 王芙蓉 | 王文君 | 车　菁 |
| | 任浩敏 | 李　杨 | 李重庆 | 杨静雅 | 张少雄 |
| | 张　婵 | 张　蕾 | 严旭民 | 武　迪 | 郑云巧 |
| | 郭　菲 | 钟　铃 | 唐　乐 | 柴建军 | |

# 序

手术室是为患者实施手术治疗的重要场所及支撑医院外科系统运行的核心平台科室,其管理质量直接关乎患者的安全和医院外科体系的高质量发展。近年来,随着外科技术的不断发展,临床上对手术室的管理及工作质量也提出了更高的要求。

《全国护理事业发展规划(2021—2025年)》(以下简称《规划》)指出,加强护士培养培训、推动护理高质量发展是"十四五"时期护理工作的两项主要任务。为进一步落实《规划》的要求,完善手术室专科护士培训考核流程,提升手术室专科护理质量,西安交通大学第一附属医院麻醉手术部以10余年的手术室护理专科化实践为基础,经过近1年的整理凝练,为广大护理同仁精心呈现了《手术室核心制度及常用考评标准汇编》一书。

本书结构清晰、逻辑严谨、内容丰富、紧贴临床,包含核心制度、手术室工作质量常见考评标准及手术室基础理论考核题三部分,共16章。核心制度部分对手术室工作的重点环节进行了规范、明晰的要求;手术室工作质量常见考评标准部分对手术室常见的基础操作、专项操作提供了明确的考核细则内容;手术室基础理论考核题部分包含法律法规、感染控制和手术室工作重点环节等知识。

本书的点睛之笔是基于大量的手术室专科化护理管理与临床实践,结合手术教材、规范及各专科手术特点,全面呈现了手术室洗手护士及巡回护士工作质量评价标准,特别是为不同专科手术类别洗手护士的手术配合质量提供了多维度、系统的量化考核标准,也为洗手护士从职业素养、基础知识、专科知识、工作重点环节及手术具体配合规范等方面提供了具有指导性的质量标准,对提升手术室专科护理质量具有较强的参考价值及现实指导意义。

希望本书能为更多的在手术室专科护理质量管理及护士培养、培训方面进行精细化探索的同仁提供一些借鉴,也希望临床护理工作者在使用本书的过程中提出宝贵意见,以臻完善。

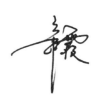

2022年7月

# 前　言

随着外科技术的不断发展,对围手术期护理质量的要求也在不断提升,手术室作为医院核心平台科室,正在向专科化和精细化不断迈进。为了保障手术的安全、高效,需要我们做到"有规可行,有据可依""专科为主,量化考评",并在此基础上进行精细化管理和持续性改进。

西安交通大学第一附属医院麻醉手术部自2007年推行专科化建设以来,历经15年的探索学习,建立了以"三大专科组、四大直辖区"为框架的专科体系,在"通、全、精、专"的基础上不断细化积累,形成了一套较为完整的手术室专科护理管理体系。通过不断完善管理制度,细化考评标准,我们撰写了《手术室核心制度及常用考评标准汇编》一书,旨在促进对手术室专科护理人员进行的精细化考评和管理工作,从而不断提升手术室护理质量。

本书分为上、中、下三篇,共16章。上篇为手术室核心制度,包括了手术室交接班、标本管理、患者转运等10项管理制度;中篇为手术室考评标准,包括了手术室基础操作、专项操作及专科手术配合等34项考评标准;下篇为手术室基础理论考核题,包含了法律法规、感染控制及重点环节等三部分合计234道试题。本书适用于手术室新入职护士、规培护士及进修护士参考使用,可为以上人员提供全面的、不同阶段的考核依据。

本书的顺利完成得到了西安交通大学第一附属医院护理部及西安交通大学出版社的大力支持,在此表示衷心的感谢。由于撰写时间仓促,编写人员的水平有限,本书还有许多不完善的地方,恳请阅读本书的同仁批评指正,我们将不断修正、完善。

2022年7月

# 目　录

# 上 篇

# 手术室核心制度

# 第一章 手术室值班制度

1. 手术室值班护士应按标准要求着装，按时交接班，严禁脱岗。

2. 值班期间保持男、女更衣室，值班房及各办公区域整洁，地面无杂物，物品按标识放置。

3. 每班按要求清点交班物品、急救物品及各类手术用物，做到数量相符，定位放置。

4. 值班期间保持电话通畅，及时接听。

5. 认真完成值班期间的急诊急救与手术配合，及时完成抢救记录单的填写。

6. 值班期间及时填写各种表格，记录完整、规范。

7. 认真检查科室各区域的门窗、水、电，保证安全。

8. 值班期间不可私自换班、替班等，有重大问题及时向护士长汇报。

# 第二章 手术室交接班制度

## 一、晨间交接班制度

1. 每日按通知时间进行交班，由夜班护士向全体护士交接前一日择期手术、急诊抢救手术的完成情况；交接当日手术的调整情况。

2. 交接特殊手术器械的使用情况。

3. 交接前一日手术标本的核查情况。

4. 交接急救物品及手术间物品是否齐全、完好。

5. 对正在进行的急诊手术，按术中交接班制度详细交接。

6. 值班人员按护理病历书写规范要求填写各种表格文件，按统一模式填写交班本，使用医学术语，做到字迹清晰、准确真实。

7. 护士长提问术前访视情况。

8. 护士长传达院方及科室的有关通知，对安全事件进行重点强调与分析，根据手术变化及时安排当天工作。

9. 参加交班者按要求规范着装、安静有序。

## 二、术中交接班制度

手术室交接班采用 SBAR 模式，"S"代表情况，"B"代表背景，"A"代表评估，"R"代表建议。巡回护士与洗手护士在交接班中按照 SBAR 模式中的条款逐条进行交接，具体内容如下。

### (一)洗手护士的交接班

1. 交接手术目前进行的情况。

2. 与巡回护士、接班护士 3 人共同清点器械、敷料数目。

3. 交接标本的留取情况。

4. 交接高值物品的使用情况。

5. 交接超声刀、结扎束血管闭合系统(LIGASUR)、超声外科吸引装置(CUSA)等手术辅助仪器的使用情况。

### (二)巡回护士的交接班

1. 交接手术目前进行的情况。

2. 与洗手护士、接班护士共同核对手术用物及登记情况。

3. 交接术中用物记录是否齐全、准确，以及输液部位是否有外渗，观察尿量及尿液颜色等。

4. 交接体位是否牢靠、舒适，皮肤有无接触金属物，受压部位的衬垫是否合适。

5. 交接仪器及高值物品的使用情况。

6. 交接患者的物品，包括病历、X线片、衣服等。

7. 交接标本的留取情况。

备注：双方交接完毕后，在手术护理记录单上及时登记，并完整填写麻醉手术部标准化交接记录表；交班前出现问题，交班者负责，接班后出现问题，接班者负责。

# 第三章 手术室危重患者抢救制度

## 一、组织形式及人员安排

遇到抢救患者时，由手术医生、麻醉医生、巡回护士负责组织，成批患者的抢救按医院相关制度执行，必要时启动护理人员应急调配。凡涉及法律纠纷的情况，要向相关部门报告。

## 二、保证抢救药品及器材装备的供应

抢救药品及器材装备必须齐全、完备，要定人保管、定位放置、定量储备。每日检查、核对抢救药品及器材装备并做好交接记录；用后及时补充。值班人员必须掌握各种器械、仪器的性能及使用方法。抢救物品一律不外借，以保证应急使用。

## 三、执行抢救制度

1. 所有参加抢救的人员要听从指挥、严肃认真、分工协作，严格执行各项规章制度。手术室护士应及时建立新的静脉通路，必要时协助医生进行心肺复苏，紧急配血，应急准备血管类器械、缝线等。

2. 严密观察病情，记录要及时、详细，用药处置要准确。

3. 严格执行交接班制度和查对制度，对患者的病情变化、抢救过程、各种用药要详细交接；所有药品的空安瓿、输液袋（瓶）、输血袋等要集中放置，经两人核对后方可弃去处置。

4. 执行口头医嘱时，执行护士复述一遍医嘱，与医生核对无误后执行，做好抢救记录并提醒医生及时补充医嘱。

5. 若因抢救急危重症患者未及时书写护理记录，则应在抢救结束后 6 h 内据实补记并加以注明。

6. 抢救完毕，整理抢救现场，清洗抢救器械，按常规要求分别消毒、备用，清点抢救药品并及时补充。急救物品完好率应达到 100%。

7. 手术结束后，值班人员应严格执行患者转运交接制度及危重患者院内转运发生危急情况应急作业指导书的要求。

# 第四章 手术安全核查制度

1. 手术安全核查是由具有执业资质的手术医生、麻醉医生和手术室护士（以下简称三方）分别在麻醉实施前、手术开始前、切皮前、关闭体腔前及患者离开手术室前，共同对患者的身份和手术部位等内容进行核查的工作。

2. 本制度适用于各级、各类手术，其他有创操作应参照执行。

3. 手术患者均应佩戴可识别身份信息的标识，以便核查。

4. 根据手术安全核查阶段的不同，由麻醉医生、手术医生、巡回护士轮流主持手术安全核查，并逐项填写手术安全核查表。

5. 手术安全核查的内容及实施流程具体如下。

（1）麻醉实施前：由麻醉医生主持。麻醉医生持麻醉知情同意书，反问式核查患者信息，陈述麻醉设备的准备情况；巡回护士核对患者腕带信息，陈述静脉通路、仪器设备及物品的准备情况；手术医生持病历核对患者信息，陈述患者住院号及术前准备情况，在手术安全核查表上签字。

（2）手术开始前：由手术医生主持。手术医生陈述患者信息、手术方式及手术部位，预估手术时间及术中出血情况；巡回护士核对患者信息，确认手术部位，陈述物品准备及术前用药情况；麻醉医生核对患者信息，陈述术中麻醉关注点，在手术安全核查表上签字。

（3）切皮前：由手术医生主持。手术医生陈述患者信息、手术部位及手术方式；麻醉医生及巡回护士核对手术医生陈述信息。

（4）关闭体腔前：由器械护士主持。巡回护士清点手术物品并记录；手术医生参与手术物品清点，陈述手术名称、引流情况；麻醉医生记录手术医生陈述的信息。

（5）患者离开手术室前：由巡回护士主持。手术医生陈述手术方式，与手术室护士交接标本并核对患者信息；麻醉医生确认患者信息、陈述患者去向；巡回护士陈述物品清点情况、患者皮肤情况，以及术中用药、输血、引流等情况，在手术安全核查表上签字。

手术安全核查必须按照上述步骤依次进行，每一步核查无误后方可进行下一步操作，不得提前填写手术安全核查表。

6. 术中用药、输血的核查：由麻醉医生或手术医生根据实际需要下达医嘱并做好相应记录，由手术室护士与麻醉医生共同核查。

7. 住院患者的手术安全核查表应归入病历中保管，非住院患者的手术安全核查表由手术室负责保存 1 年。

8. 手术科室、麻醉手术部的负责人是本科室实施手术安全核查制度的第一责任人。

9. 医务部应加强对手术安全核查制度实施情况的监督与管理，提出持续改进的措施并加以督促落实。

# 第五章 手术患者转运交接制度

## 一、手术患者转运交接的原则

1. 转运人员应为有资质的医院工作人员。

2. 转运交接过程中应确保患者身份正确。

3. 转运前应评估患者的病情，以确保其能耐受转运，选择适合的转运工具。

4. 转运前应确认转运需要携带的医疗设备及物品，并确认功能完好。

5. 转运中应确保患者安全，固定稳妥；转运人员应在患者头侧，如有坡道，应保持患者头部处于高位，注意患者的肢体不可伸出轮椅或推车外；避免推车速度过快、转弯过急，以防发生意外伤害；注意对患者做好隐私保护和保暖。

6. 转运过程中应明确交接内容及职责，并按手术患者交接单准确记录。

## 二、手术患者的转运交接

### （一）手术患者入手术室的转运交接

1. 转运前，手术室巡回护士与转运人员确认手术患者信息，转运人员通知病房，病房责任护士应确认手术患者的术前准备已完成。

2. 转运人员应与病房责任护士共同确认患者信息，根据手术患者交接记录单、手术安全核查表及患者腕带，与病房责任护士共同核对科室、床号、住院号、患者姓名、手术名称、手术部位、手术时间及术前医嘱执行情况，并核对携带物品，如病历、X线片及其他用品等。

3. 转运人员检查患者术前各项准备和相关检查（尤其是血型鉴定单、手术安全核查表及"感染八项"等）是否完成，检查手术标记、核酸检测结果等。

4. 患者着病员服，患者的随身物品（如首饰、现金等贵重物品，以及义齿等）一律不能带入手术室。

5. 将患者接入等候处后，通过扫码核对患者信息。信息无误后，协助患者佩戴相应手术间手牌，并对患者做好术前心理护理。

6. 巡回护士依据手术患者交接记录单逐一核对患者信息，信息无误后，将患者接入相应手术间。

### （二）手术患者出手术室的转运交接

1. 离开手术室前，巡回护士应确认患者的管路通畅，妥善固定患者并检查携带物品，准确填写手术患者交接记录单。

2. 根据患者去向准备转运用物，通知接收科室及患者家属。

3. 根据医院规定和患者去向，选择与患者病情相适应的转运人员（如手术医生、麻醉医生或专职转运人员）。

# 第六章　麻醉手术部（手术室）手术物品清点制度

## 一、物品清点的要求和原则

### （一）手术清点的物品

手术清点的物品包括手术敷料、手术器械及手术特殊物品。

1. 手术敷料包括纱布、纱垫、纱条、宫纱、消毒垫、脑棉片及棉签等。

2. 手术器械包括基本外科手术器械和专科手术器械。

3. 手术特殊物品（杂项物品）包括一切有可能遗留在手术切口内的物品，如注射器、针头、阻断带、悬吊带及尿管等。

### （二）不同类型手术需清点的物品

1. 体腔或深部组织手术应包括手术台上所有物品，如手术器械、缝针及手术敷料等。

2. 浅表组织手术应包括但不仅限于手术敷料、缝针、刀片及针头等杂项物品。

3. 经尿道、阴道、鼻腔等内镜手术应包括但不仅限于手术敷料、缝针，并检查器械的完整性。

### （三）手术物品清点时机

1. 第一次清点，即手术开始前。

2. 第二次清点，即关闭体腔前。

3. 第三次清点，即体腔关闭后。

4. 第四次清点，即缝合皮肤后。

5. 增加清点次数时机，如术中需交接班、手术切口涉及两个及两个以上部位或腔隙、关闭每个部位或腔隙（如关闭膈肌、子宫、心包、后腹膜等）时均应清点。

### （四）清点原则

双人逐项清点、同步唱点、逐项即刻记录、原位清点。

### （五）清点者

洗手护士、巡回护士、手术医生。

## 二、清点细则

### （一）手术前

1. 巡回护士需检查手术间环境，不得遗留上一台手术患者的任何物品。

2. 洗手护士应提前 15～30 min 洗手，保证有充足的时间进行物品的检查和清点；按要求摆放器械台上的物品，保持器械台的整齐有序。

3. 清点时，洗手护士与巡回护士须双人查对手术物品的数目及完整性，邀请手术医生参与。巡回护士进行记录并复述，洗手护士确认。

### (二)手术中

1. 应减少交接环节，手术进行期间当患者病情不稳定、抢救或手术处于紧急时刻、物品交接不清时，不得交接班。

2. 手术切口内应使用带显影标记的敷料。严禁将器械或敷料等物品作为他用；术中送冰冻切片、病理标本时严禁用纱布等包裹标本。

3. 未经巡回护士允许，任何人不应将手术物品拿进或拿出手术间。

4. 手术医生不应自行拿取手术台上的用物，暂不用的物品应及时交还洗手护士，不得乱丢或堆在手术区。

5. 洗手护士应及时收回暂时不用的器械；监督术者及时将钢丝、克氏针等残端、剪出的引流管碎片等物品归还；洗手护士丢弃时，应与巡回护士确认。

6. 当台上人员发现物品从手术区域掉落或被污染时，应立即告知巡回护士妥善处理。

7. 在手术的全过程中应始终知晓各项物品的数目、位置及使用情况。手术过程中深部组织需填入纱布时，洗手护士应及时确认位置并告知巡回护士，防止遗漏，以便清点。

8. 术中临时增加器械或其他物品时，应及时补记。

9. 手术中所使用的敷料应保留其原始规格，不得切割或做其他任何改型。遇特殊情况必须剪开时，洗手护士应立即与巡回护士共同确定剪开的数量并记录，清点时严格核对其完整性。

10. 对使用过的手术物品，回收时一定要检查其完整性，若发现问题(缺口、不完整)，则应及时上报处理。

11. 当切口内需要填充治疗性敷料并带离手术室时，主刀医生、洗手护士、巡回护士应共同确认置入敷料的名称和数目，并记录在病历中。

12. 关闭体腔前，手术医生应配合洗手护士进行清点(清点纱布、纱条、纱垫时应展开，并检查完整性及显影标记)，确认清点无误后方可关闭体腔。

13. 对同一患者不同部位的手术，每完成一个部位进行一次完整的清点，巡回护士须将上一手术部位产生的医疗废物清理、打包并放在手术间内，手术结束前不得带出手术间。

### (三)手术后

1. 体腔关闭后及缝合皮肤后，洗手护士、巡回护士、手术医生应按清点顺序逐项确认所有手术用物的数量及完整性，无误后在手术护理记录单上签全名。

2. 每台手术结束后应将清点后的物品清理出手术间，更换垃圾袋。

3. 当术前怀疑或术中发现患者体内有手术遗留异物时，取出的物品应由主刀医生、洗手护士和巡回护士共同清点并详细记录，按医院规定上报。

## 三、清点意外情况的处理

1. 当物品数目及完整性确认有误时，应立即告知手术医生共同寻找缺失的部分或物品，必要时根据物品的性质采取相应的辅助手段查找，确保不遗留于患者体内。

2. 当找到缺失的部分和物品时，洗手护士与巡回护士应确认其完整性，并放于指定位置，妥善保管，以备清点时核查。

3. 如采取各种手段仍未找到，则应立即报告主刀医生及护士长；用 X 线辅助确认物品不在患者体内后，需主刀医生、巡回护士和洗手护士签字、存档，按清点意外处理流程报告，填写清点意外报告表，并向上级领导汇报。

# 第七章  手术中给药制度

## 一、计划性用药

### (一)围手术期应用抗生素

1. 巡回护士与麻醉医生共同核对医生开具的医嘱，包括抗生素皮试结果、药物名称、剂量、用法、途径、时间。

2. 使用注射药物应做好"三查七对"，对瓶签破损、脱落，包装破损、字迹不清，已开启封口的药物，一律不用。

3. 给药时，巡回护士与麻醉医生再次核对并提醒及时记录。

### (二)术前及术中常规给药

1. 巡回护士与麻醉医生共同核对医生开具的医嘱，包括药物名称、剂量、用法、途径、时间。

2. 护士必须严格根据医嘱给药，不得擅自更改。对有疑问的医嘱，应于医生核对无误后方可给药。

3. 当液体内加入特殊药物时，一定要在确认剂量后方可加入。

4. 如医嘱开具为新药，护士应及时与医生沟通，确认用法、途径、时间以及是否有配伍禁忌。

5. 用药时，及时提醒麻醉医生做好记录。

## 二、抢救用药

1. 术中抢救用药时，护士执行口头医嘱前需复述一遍，在医生确认无误后方可执行。

2. 术中抢救用药时，应严格执行"三查七对"要求，做到"五个准确"(准确的药物、准确的剂量、准确的用法、准确的时间、准确的患者)。

3. 术中抢救所用药物的安瓿需保留至抢救结束后方可弃去。

4. 抢救结束后，麻醉医生应及时做好记录。

## 三、安全用药

1. 按医嘱要求准确给药。

2. 护士必须了解患者的病情及治疗目的，熟悉药物的性能、用法、剂量及副作用。

3. 用药时严格执行"三查七对"要求，做到"五个准确"。

4. 药物必须现配现用，避免因药物污染而导致药效降低。

5. 加入药物时，应注意配伍禁忌并在瓶签上注明药名及剂量。

6. 用药后，需观察药物反应及治疗效果，如患者有不良反应，则应及时报告医生，并将不良反应记录在术中患者护理记录单上，协助医生填写药品不良反应报告表。如发生用药失误，则应启动住院患者发生用药失误应急处理作业指导书。需要封存时，应执行医务部紧急封存患者病历及反应标本的应急处理预案及流程。

# 第八章 手术中输血制度

根据卫生部(现为国家卫生健康委员会)颁布的《医疗机构临床用血管理办法》及《临床输血技术规范》制定输血管理制度,具体内容如下。

1. 手术过程中,麻醉医生或者手术医生根据患者病情需要下达输血医嘱,麻醉医生与巡回护士应双人核对血型鉴定单、取血单及患者腕带信息。

2. 配血时,巡回护士与输血科工作人员双人核对取血单与输血申请单信息。

3. 取血时,巡回护士与输血科工作人员双人核对配发血报告单、血液制品标签中的各项内容,核对准确无误后,双人签字,方可取血。

4. 输血前,巡回护士与麻醉医生双人核对配发血报告单、血液制品标签中的各项内容及患者信息,检查血袋有无破损、渗漏,血液颜色是否正常,确认无误后方可输血。

5. 输血时需使用输血器。

6. 输血前、后用生理盐水冲洗输血器;当连续输入不同供血者的血液时,需用生理盐水冲洗输血器。

7. 对取回的血制品应及时输用,不得自行贮血。输血前将血袋中的成分轻轻摇匀,避免剧烈振荡;血液内不得加入其他药物,如钙剂、酸性药物或碱性药物等。

8. 输血过程中应先慢后快,依据病情、年龄调节输注速度。输血过程中随时巡视,尤其在开始输血后 15 min 内,应严密观察患者有无输血不良反应,如出现异常情况,则应及时处理并上报。

9. 红细胞和全血应在发出后 30 min 内开始输注,1 个单位的全血或成分血应在 4 h 内输注完毕。

10. 洗涤后的红细胞应在 24 h 内输注,若采用开放式洗涤法,则最好在洗涤后 6 h 内输注。

11. 血小板取回后要尽快以患者能耐受的最大速度输注。一般情况下,成年受血者每袋血小板要在 20~30 min 内输注完。

12. 融化后的血浆要以患者能耐受的较快速度输注,一般输注速度为 5~10 mL/min,若是成年受血者,则 200 mL 血浆应在 30 min 内输完。

13. 融化后的冷沉淀凝血因子取回后要立即输注,要以患者可以耐受的最大速度输注。

14. 血液成分输注顺序依据各成分血液的储存条件及活性来确定,输注顺序一般为血小板—冷沉淀—血浆—红细胞。

15. 输血后麻醉医生应该及时记录,并将患者的配发血报告单粘贴于病历中长期保存。

16. 输注后在血袋外面标注结束时间,集中放置血袋并在血袋上写明患者信息,按医院规定单独存放,保存 24 h。

# 第九章　手术标本管理制度

## 一、标本管理原则

### (一)即刻核对原则

标本产生后，洗手护士应立即与主刀医生核对标本来源。

### (二)即刻记录原则

标本取出并核对无误后，巡回护士或其他病理处理者应及时记录标本的来源、名称及数量。

### (三)及时处理原则

标本产生后，应尽快固定或送至病理科处理。

## 二、标本存放

1. 洗手护士与巡回护士、手术医生共同确认标本后，由巡回护士将标本直接装入信息填写完整的标本袋，放在器械车下层的器械框内。

2. 因手术需要，将标本保存在辅助器械台上时，洗手护士应根据标本的体积、数量选择合适的盛装容器，置于辅助器械台左下角，防止标本干燥、丢失或污染无菌台。

3. 手术结束后，由洗手护士将标本交给医生，确认数量及名称后由医生送至标本间。

4. 主刀医生准确填写病理申请单及标本送检登记表，将标本放在标本间的指定位置。

## 三、标本送检

1. 由送检者与手术室护士共同核对标本，确认病理申请单及标本名称、数量与标本送检登记表中的信息是否相符。

2. 使用密闭盒盛放送检标本，途中平稳推车、妥善保管，防止标本遗失或混淆。

3. 在送检者与病理科交接、核对标本，确认无误后，由病理科接收人员在标本送检登记表上签名。

4. 对不符合固定要求的标本，应及时与手术医生联系或带回处理。

5. 标本交接后，相关人员应对转运车和标本转运盒进行清洗并擦拭消毒。

6. 遇到意外情况，送检者应及时向护士长汇报。

## 四、冰冻标本

1. 术前预计送冰冻标本时，主管医生应在术前填好快速冷冻切片病理学检查申请单及知情同意书。

2. 标本切除后，应即刻送检，不应用固定液固定。

3. 送冰冻标本前，洗手护士、巡回护士和主刀医生应核对送检标本的来源、数量，核对无误后方可送检。

4. 对术中冰冻标本的病理诊断报告，必须以书面形式通过传真或网络渠道传输，以避免误听或误传，严禁仅采用口头或电话报告的方式传达。

5. 当术中需要进行冰冻切片病理检查时，巡回护士应立即通知送检者，填写冰冻标本送检登记表，双人（送检者和巡回护士）核对后将标本及填写完整的快速冷冻切片病理学检查申请单及知情同意书放入转运箱中，双人签字后，使用密闭转运箱，通过升降机送至病理科，电话通知病理科接收标本。病理科工作人员接收标本且核对无误后，在冰冻标本送检登记本上签字确认。

6. 当冰冻切片病理检查确诊后，由病理科将冰冻切片病理报告单传真至手术室，手术室护士站人员接收传真并完整、准确地填写危急值管理登记本后送至手术间，接收人员记录时间并签字，随病历保管冰冻切片病理报告单。

## 五、研究生收取标本管理

1. 本院在职的研究生，如因课题需要在手术室收取标本，则需由本院导师填写申请，此申请的内容应包括研究生所在科室、研究生姓名、导师姓名、所需标本等具体信息，经导师签字同意并盖章后交给麻醉手术部审核，护士长签字同意后存留于手术室备案。

2. 根据研究生收取标本的次数，手术室开具收费申请，统一向财务科上交管理费用及成本费用，并在手术室备案。

3. 研究生在进入手术室取标本时，应严格遵守手术室管理制度，提供所取标本的患者信息，手术名称，主刀医生、第二助手的姓名，经主刀医生或第二助手签字确认后，持此同意书方可进入手术间，按规范要求着装并收取标本。如着装不符合要求，则将被拒绝进入手术间。

# 第十章　手术室感染管理制度

## 一、人员管理

1. 严格控制进入手术区域的人数，除参加手术的医生、护士及有关人员外，其他人员一概不许入内。

2. 凡进入手术室的人员，应当更换专用的衣、裤、鞋、口罩和帽子，剪短指甲，头发不得外露，用口罩遮住口、鼻。手术人员不能戴手饰、耳饰，不能涂亮甲油。内穿衣物不得外露于刷手服或参观衣外。

3. 外出时应更换外出鞋，穿外出衣。

4. 医务人员患有上呼吸道感染或皮肤病（如痈、疖）时，一律不准进入手术室。

5. 手术结束后，医务人员脱下的手术衣、手套、帽子、口罩等物品应当放入指定位置。

6. 严格控制参观人员的数量，每个手术间 2 或 3 人，按要求在指定手术间参观。

## 二、环境管理

1. 手术室布局合理，分区明确，标识清晰，分为限制区、半限制区和非限制区，在不同分区之间应设置缓冲区域，严格分区管理。

2. 对进入洁净手术室的物品（如敷料、器械等），应分别采取有效的除尘及清洁灭菌，各通道应符合功能流程。

3. 洁净手术室的净化空调系统应当在手术前 30 min 开启，手术室清洁工作应在每天手术结束后净化空调系统运行时进行，达到自净时间后关机。

4. 各级手术间应设置感应式自动推拉门，并设有自动延时关闭装置，室内温度以 21～25 ℃为宜，相对湿度以 30%～60%为宜。

5. 手术间物品摆放整齐，保持清洁，表面无尘，地面无碎屑、无污迹。

6. 洁净手术室的维护与保养：具体如下。

（1）应定期检查空气处理机组、新风机组，保持清洁。

（2）新风机组粗效滤网宜每 2 天清洁一次；粗效过滤器宜 1～2 个月更换一次，中效过滤器宜每周检查，3 个月更换一次；亚高效过滤器宜每年更换，若发现污染和堵塞，则应及时更换。

（3）末端高效过滤器宜每年检查一次，当阻力超过设计初阻力 160 Pa 或已经使用 3 年以上时，应更换。排风机组中的中效过滤器宜每年更换，若发现污染和堵塞，则应及时更换；定期检查回风口过滤网，宜每周清洁一次，每年更换一次，如遇特殊污染，则应及时更换并用消毒剂擦拭回风口内表面。设专门维护管理人员，遵循设备的使用说明进行保养与维护，并制订运行手册，做好检查记录。

## 三、消毒隔离

1. 手术间工作人员必须严格遵守无菌技术操作原则，保持室内肃静和整洁。

2. 手术室的敷料、器械、溶液应严格保持无菌。手术器械及物品必须一用一灭菌。无菌持物钳干式保存，使用时记录打开时间，每 4 h 更换一次。

3. 手术中应随时保持手术台的清洁和干燥，手术完毕，应清除器械上明显的血迹，及时保湿并送消毒供应中心处理。

4. 对术中被手术患者血液或体液污染的物面和地面，应及时用醇类或含氯消毒液进行擦拭，消毒液的浓度根据感染类型进行选择。清洁的顺序应遵循从相对清洁到污染的原则，避免污染扩散。

5. 各种内镜的使用、清洗、灭菌应严格按照卫生部《内镜清洗消毒技术操作规范》的要求执行。

6. 对麻醉用具应定期清洁、消毒；对接触患者的用品，应一用一消毒，严格遵守一次性医疗用品的管理制度。

7. 无菌物品一经打开，使用时间不得超过 24 h。对固定的器械或敷料应定期检查、定期灭菌，对过期物品或可疑污染的物品应重新灭菌。

8. 清洁手术与清洁污染手术应在不同的洁净条件下进行，两台手术之间要进行地面清洁和空气净化。手术结束后的污物应放置在污物存放处，以免随意堆放造成二次污染。

9. 对接送患者的推车和轮椅应每天擦拭，车上物品应保持清洁。

10. 应有完善的清洁卫生制度，定人、定点、定时做好清洁、消毒工作。

## 四、监测要求

### (一)监测频度

医院应对感染高风险部门每季度进行监测，对洁净手术室及其他洁净场所，新建与改建验收时以及更换高效过滤器后，应进行监测；遇医院感染暴发怀疑与空气污染有关时，应随时进行监测，并进行相应致病微生物的检测。

### (二)监测方法与结果判定

对洁净手术室及其他洁净场所，可根据洁净房间总数，合理安排每次监测的房间数量，保证每个洁净房间能每年至少被监测一次，其监测方法与结果的判定应符合《医院洁净手术部建筑技术规范》(GB 50333—2013)的要求；未采用洁净技术净化空气的部门，其监测方法与结果的判定应符合《医院消毒卫生标准》(GB 15982—2012)的要求。

# 中 篇

# 手术室考评标准

# 第十一章　手术室基础操作考评标准

## 一、免刷手外科手消毒操作规范及考评标准

考核时间：　　　　考核对象：　　　　得分：　　　　监考人：

| 项目 | | 操作要求 | 分值 | 扣分依据 | 得分 |
|---|---|---|---|---|---|
| 职业规范(2分) | | 符合手术室护士职业规范要求 | 2 | | |
| 准备(6分) | 人员 | 修剪指甲，指甲长度不超过指尖 | 2 | | |
| | 用物 | 1. 无接触水龙头、时钟；<br>2. 洗手液、手消毒液、无菌干手纸均在有效期内 | 2 | | |
| | 环境 | 环境整洁、宽敞明亮 | 2 | | |
| 操作过程(78分) | 外科洗手 | 1. 浸湿双手、前臂及上臂下1/3。 | 2 | | |
| | | 2. 取适量(4～5 mL)清洁剂，方法正确。 | 2 | | |
| | | 3. 用七步洗手法揉搓双手及腕部，直至上臂下 1/3，交替进行： | | | |
| | | ①顺序正确(依次为双手、前臂、上臂下1/3)； | 6 | | |
| | | ②范围正确(双手、前臂、上臂下1/3)； | 3 | | |
| | | ③时间正确(每步不少于15 s)； | 3 | | |
| | | ④方法正确(分三段，螺旋式揉搓，不得回搓，保持皮肤皱褶处清洁)。 | 8 | | |
| | | 4. 用流动水冲洗双手、前臂和上臂下1/3： | | | |
| | | ①指尖向上，双手高于肘关节，勿在水中移动手臂； | 2 | | |
| | | ②未污染环境、未溅湿衣裤。 | 3 | | |
| | | 5. 使用干手纸擦干双手、前臂和上臂下1/3： | | | |
| | | ①分3段，不可回擦； | 6 | | |
| | | ②干手过程无污染 | 3 | | |
| | 外科手消毒 | 1. 取3 mL手消毒液于一侧掌心，用另一手指尖于该掌心擦洗，将剩余手消毒液螺旋揉搓至对侧前臂、上臂下1/3： | | | |
| | | ①指尖浸泡时间＞5 s； | 3 | | |
| | | ②分段螺旋式揉搓前臂及上臂，不得回搓，加强皮肤皱褶处消毒； | 9 | | |
| | | ③消毒范围小于洗手范围。 | 6 | | |
| | | 2. 取手消毒液于另一侧掌心，步骤同上。 | 18 | | |
| | | 3. 取手消毒液，按七步洗手法揉搓双手至腕部，揉搓至干燥 | 4 | | |
| 总体评价(9分) | | 1. 在外科手消毒的整个过程中，双手始终位于胸前并高于肘部； | 3 | | |
| | | 2. 在穿无菌手术衣、戴无菌手套前，避免污染双手； | 3 | | |
| | | 3. 操作熟练(整个过程用时 3～6 min，揉搓步骤用时不少于3 min) | 3 | | |
| 理论拓展(5分) | | 外科手消毒监测的细菌菌落总数标准是多少 | 5 | | |

## 二、穿、脱无菌手术衣，无接触式戴无菌手套操作规范及考评标准

考核时间：　　　　考核对象：　　　　得分：　　　　监考人：

| 项目 | | 操作要求 | 分值 | 扣分依据 | 得分 |
|---|---|---|---|---|---|
| 职业规范(2分) | | 符合手术室护士职业规范要求 | 2 | | |
| 准备(6分) | 人员 | 在穿无菌手术衣、戴无菌手套前，双手未污染 | 2 | | |
| | 用物 | 无菌手术衣和无菌手套放置合理、未被污染 | 2 | | |
| | 环境 | 1. 环境清洁、宽敞；<br>2. 无菌台铺置完成、未被污染 | 2 | | |
| 操作过程(80分) | 穿无菌手术衣 | 1. 取手术衣：<br>①选择宽敞处，面向无菌区；<br>②手提衣领，抖开，使无菌手术衣下垂，检查完整性。<br>2. 穿手术衣：<br>①双手提衣领两角，衣袖向前位展开，举至与肩同齐水平，使手术衣内侧面面对自己；<br>②手臂伸入衣袖(不可抛举)，平举同肩齐，手不露出衣袖；<br>③巡回护士协助系三对绑带。<br>3. 无接触式戴无菌手套(见下文)。<br>4. 转手术衣：解开腰间活结，将右侧腰带递给巡回护士(用无菌持物钳夹取)，旋转后系于胸前(松紧适宜) | 4<br>8<br><br>8<br><br>6<br>2<br><br>4 | | |
| | 无接触式戴无菌手套 | 1. 双手位于衣袖内。<br>2. 打开手套：反方向打开手套包装，完全展开。<br>3. 取手套：<br>①依次交叉拿取手套，指端向手臂方向，拇指对拇指；<br>②手指不外漏。<br>4. 戴手套：<br>①将反折边的手套口翻转过来包裹住袖口，向近心端拉衣袖，将袖口拉至拇指关节处，手套指尖无空虚，不可裸露腕部；<br>②对侧方法同上 | 4<br>4<br><br>4<br>4<br><br>8<br><br>8 | | |
| | 脱手术衣、手套 | 1. 顺序正确：先脱手术衣，后脱手套。<br>2. 脱手术衣方法正确：<br>①由巡回护士解开衣领系带；<br>②不可污染刷手衣裤。<br>3. 脱手套方法正确：<br>①用戴手套的手抓取另一手的手套外面并翻转摘除；<br>②用已摘手套的手深入另外一只手套的内侧并翻转摘除；<br>③清洁手不可被手套外侧面污染 | 3<br><br>2<br>2<br><br>3<br>3<br><br>3 | | |
| 处置(4分) | | 1. 术后分类放置敷料、垃圾；<br>2. 处置完毕，用流动水洗手 | 2<br>2 | | |
| 总体评价(4分) | | 操作熟练流畅，无菌概念明确 | 4 | | |
| 理论拓展(4分) | | 无菌手术衣的无菌区域范围有多大 | 4 | | |

## 三、铺置无菌器械台操作规范及考评标准

考核时间：　　　　考核对象：　　　　得分：　　　　监考人：

| 项目 | | 操作要求 | 分值 | 扣分依据 | 得分 |
|---|---|---|---|---|---|
| 职业规范(2分) | | 符合手术室护士职业规范要求 | 2 | | |
| 准备<br>(10分) | 人员 | 按七步洗手法规范洗手 | 2 | | |
| | 用物 | 用物齐全、处于备用状态 | 2 | | |
| | 环境 | 1. 环境清洁、宽敞，操作前30 min停止打扫； | 2 | | |
| | | 2. 关闭手术间后门； | 2 | | |
| | | 3. 操作台面清洁、干燥、平坦 | 2 | | |
| 操作过程<br>(72分) | 打无菌敷料包或器械包 | 1. 开启无菌镊子罐：<br>①规范检查无菌镊子罐； | 8 | | |
| | | ②正确开启无菌镊子罐，注明开启日期； | 2 | | |
| | | ③规范使用无菌持物钳。 | 8 | | |
| | | 2. 开启无菌包：<br>①速干手消毒； | 8 | | |
| | | ②规范检查无菌包及无菌物品； | 8 | | |
| | | ③洗手护士徒手打开无菌包外层包装，用无菌持物钳打开内层包布； | 2 | | |
| | | ④检查消毒指示卡； | 8 | | |
| | | ⑤无菌单平整、无皱折，下垂至台缘下30 cm以上。 | 8 | | |
| | | 3. 开启一次性无菌物品：<br>①规范检查所用的一次性物品； | 8 | | |
| | | ②巡回护士与洗手护士一对一接取(或用无菌持物钳夹持)打开的无菌物品； | 2 | | |
| | | ③不得跨越无菌区； | 8 | | |
| | | ④无菌物品、器械台无污染 | 2 | | |
| 总体评价(8分) | | 1. 操作熟练、流畅； | 4 | | |
| | | 2. 无菌观念强 | 4 | | |
| 理论拓展(8分) | | 1. 无菌器械台铺巾要求多少层？ | 3 | | |
| | | 2. 开启无菌包时需检查哪些项目 | 5 | | |

## 四、器械摆台、物品清点操作规范及考评标准

考核时间：　　　　　考核对象：　　　　　得分：　　　　　监考人：

| 项目 | | 操作要求 | 分值 | 扣分依据 | 得分 |
|---|---|---|---|---|---|
| 职业规范(2分) | | 符合手术室护士职业规范要求 | 2 | | |
| 准备<br>(6分) | 人员 | 着装符合无菌规范要求、未被污染 | 2 | | |
| | 用物 | 无菌物品放置合理、未被污染 | 2 | | |
| | 环境 | 环境清洁、宽敞 | 2 | | |
| 操作过程<br>(77分) | 器械摆台 | 1. 整理器械：<br>①定位放置、分区明确；<br>②摆放整齐、规范；<br>③器械不得超出无菌区域；<br>④双手不可触碰器械车边栏。<br>2. 整理敷料及一次性用物：定位放置、摆放整齐 | 6<br>6<br>3<br>3<br>6 | | |
| | 物品清点 | 1. 清点时机：<br>①手术开始前(导尿前)；<br>②关闭体腔前(重置无菌区后)；<br>③关闭体腔后(第1层组织缝合完毕后)；<br>④缝合皮肤后(器械整理完毕后)；<br>⑤增加清点时机(交接班、手术切口涉及两个及两个以上部位或腔隙)。<br>2. 清点原则：<br>①双人逐项清点原则(顺序正确、方法正确、重点检查)；<br>②同步唱点原则(说出清点物品名称、数目、完整性)；<br>③逐项即刻记录原则；<br>④原位清点原则 | 5<br>5<br>5<br>5<br>5<br><br>9<br>9<br>5<br>5 | | |
| 总体评价(10分) | | 1. 器械摆台熟练、流畅、整齐、规范；<br>2. 物品清点符合原则、重点明确 | 5<br>5 | | |
| 理论拓展(5分) | | 增加清点次数的时机是什么 | 5 | | |

附：剖腹器械规范摆放图(图1)

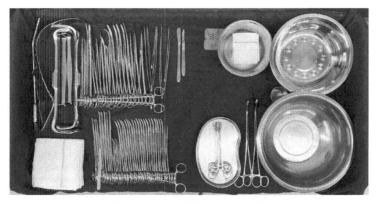

**图 1　剖腹器械规范摆放图**

## 五、标准体位铺单操作规范及考评标准

### (一)标准仰卧位铺单操作规范及考评标准

考核时间：　　　　考核对象：　　　　得分：　　　　监考人：

| 项目 | | 操作要求 | 分值 | 扣分依据 | 得分 |
|---|---|---|---|---|---|
| 职业规范(2分) | | 符合手术室护士职业规范要求 | 2 | | |
| 准备(6分) | 人员 | 着装符合无菌规范要求、未被污染 | 2 | | |
| | 用物 | 无菌敷料包准备齐全、放置合理 | 2 | | |
| | 环境 | 1. 环境清洁、宽敞；<br>2. 无过多人员流动 | 1<br>1 | | |
| 操作过程(72分) | 第一步 | 1. 铺置切口(治疗巾4块)：<br>①传递顺序正确：下方—上方—对侧—同侧。<br>②传递方法正确：治疗巾反折面正确；手持单角，向内翻转，遮住手背，递于手术医生。<br>③铺置原则明确：距手术切口2～3 cm以内铺置。<br>2. 铺置麻醉头架(治疗巾1块)：<br>①传递方法正确：治疗巾完全打开，手持单角，向内翻转，遮住手背，递于手术医生。<br>②铺置原则明确：与已铺置的手术切口巾构成无菌区域；妥善放置，防止滑落。<br>3. 铺置麦氏台(大单1块)：<br>①铺置方法正确：手持单角，递于手术医生，双人同步打开，齐切口下缘铺至麦氏台。<br>②铺置原则明确：先头侧、后足侧；悬垂至手术床左、右床缘30 cm以上；铺置平整，无悬空 | 8<br><br>4<br><br>4<br><br>6<br><br>4<br><br>8<br><br>6 | | |
| | 第二步 | 1. 铺置切口两侧(中单2块)：<br>①传递方法正确：中单向内反折1/4，手持单角，递于手术医生，铺至切口两侧。<br>②铺置原则明确：位置居中，防止滑落。<br>2. 铺置麻醉头架(中单1块)：<br>①传递方法正确：手持单角，递于手术医生，双人同步拉开并铺至麻醉头架。<br>②铺置原则明确：打开无菌单时不可触及操作者腰以下的无菌手术衣；中单需完全覆盖麻醉头架 | 6<br><br>4<br><br>6<br><br>4 | | |
| | 第三步 | 铺置剖腹单(剖腹单1块)：<br>①铺置方法正确：红色箭头朝上；向上翻，遮盖上身及麻醉头架；向下翻，遮盖下身及麦氏台。<br>②铺置原则明确：先头侧、再足侧；用单角包裹手部，防止污染；悬垂至手术床左、右床缘30 cm以上 | 6<br><br>6 | | |
| 总体评价(15分) | | 1. 铺巾顺序正确、流畅；<br>2. 手术医生未戴手套的手不可触碰洗手护士的手；<br>3. 不得跨越非无菌区传递 | 5<br>5<br>5 | | |
| 理论拓展(5分) | | 铺置完成的无菌巾应如何移动 | 5 | | |

## (二)标准侧卧位铺单操作规范及考评标准

考核时间：　　　　　考核对象：　　　　　得分：　　　　　监考人：

| 项目 | | 操作要求 | 分值 | 扣分依据 | 得分 |
|---|---|---|---|---|---|
| 职业规范(2分) | | 符合手术室护士职业规范要求 | 2 | | |
| 准备(6分) | 人员 | 着装符合无菌规范要求、未被污染 | 2 | | |
| | 用物 | 无菌敷料包准备齐全、放置合理 | 2 | | |
| | 环境 | 1. 环境清洁、宽敞；<br>2. 无过多人员流动 | 2 | | |
| 操作过程(72分) | 第一步 | 1. 铺置切口下缘(中单2块)：<br>①传递方法正确：将双层中单以1/4对折(对折面朝向自己)，铺于身体两侧。 | 4 | | |
| | | ②铺置原则明确：反折处高于皮肤消毒平面；妥善放置、防止掉落。 | 2 | | |
| | | 2. 铺置切口(治疗巾4块)：<br>①传递顺序正确：下方—上方—对侧—同侧。 | 8 | | |
| | | ②传递方法正确：治疗巾反折面正确，手持单角，向内翻转，遮住手背，递于手术医生。 | 4 | | |
| | | ③铺置原则明确：在距手术切口2～3 cm以内铺置。 | 4 | | |
| | | 3. 铺置麻醉头架(治疗巾1块)：<br>①传递方法正确：治疗巾完全打开，手持单角，向内翻转，遮住手背，递于手术医生。 | 4 | | |
| | | ②铺置原则明确：与已铺置的手术切口巾构成无菌区域；妥善放置、防止滑落。 | 4 | | |
| | | 4. 铺置麦氏台(大单1块)：<br>①铺置方法正确：手持单角，递于手术医生，双人同步打开，齐切口下缘铺至麦氏台。 | 4 | | |
| | | ②铺置原则明确：先头侧、后足侧；悬垂至手术床左、右床缘30 cm以上；铺置平整、无悬空 | 6 | | |
| | 第二步 | 1. 铺置切口两侧(中单2块)：<br>①传递方法正确：将中单向内反折1/4，手持单角，递于手术医生，铺至切口两侧。 | 6 | | |
| | | ②铺置原则明确：位置居中，防止滑落。 | 4 | | |
| | | 2. 铺置麻醉头架(中单1块)：<br>①传递方法正确：手持单角，递于手术医生，双人同步拉开并铺至麻醉头架。 | 6 | | |
| | | ②铺置原则明确：打开无菌单时，不可触及操作者腰以下的无菌手术衣；中单需完全覆盖麻醉头架 | 4 | | |
| | 第三步 | 铺置剖胸单(剖胸单1块)：<br>①铺置方法正确：开口朝上，向上翻，遮盖上身及麻醉头架，向下翻，遮盖下身及麦氏台。 | 6 | | |
| | | ②铺置原则明确：先头侧、再足侧；单角包裹手部，防止污染；悬垂至手术床左、右床缘30 cm以上 | 6 | | |
| 总体评价(15分) | | 1. 铺巾顺序正确、流畅；<br>2. 手术医生未戴手套的手不可触碰洗手护士的手；<br>3. 不得跨越非无菌区传递 | 5<br>5<br>5 | | |
| 理论拓展(5分) | | 铺置完成的无菌巾应如何移动 | 5 | | |

(三)标准截石位铺单操作规范及考评标准

考核时间：　　　　考核对象：　　　　得分：　　　　监考人：

| 项目 | | 操作要求 | 分值 | 扣分依据 | 得分 |
|---|---|---|---|---|---|
| 职业规范(2分) | | 符合手术室护士职业规范要求 | 2 | | |
| 准备(6分) | 人员 | 着装符合无菌规范要求、未被污染 | 2 | | |
| | 用物 | 无菌敷料包准备备齐全、放置合理 | 2 | | |
| | 环境 | 1. 环境清洁、宽敞；<br>2. 无过多人员流动 | 2 | | |
| 操作过程(72分) | 第一步 | 1. 铺置会阴部(中单2块)：<br>①传递方法正确：双层中单，两块重叠，向内翻转，遮住手背，递于手术医生并铺至患者臀下。 | 4 | | |
| | | ②铺置原则明确：反折处高于皮肤消毒平面；妥善放置、防止掉落。 | 2 | | |
| | | 2. 铺置切口(治疗巾4块)：<br>①传递顺序正确：下方—上方—对侧—同侧。 | 8 | | |
| | | ②传递方法正确：治疗巾反折面正确；手持单角，向内翻转，遮住手背，递于手术医生。 | 4 | | |
| | | ③铺置原则明确：距手术切口2～3 cm铺置。 | 2 | | |
| | | 3. 铺置麻醉头架(治疗巾1块)：<br>①传递方法正确：治疗巾完全打开，手持单角，向内翻转，遮住手背，递于手术医生。 | 4 | | |
| | | ②铺置原则明确：与已铺置的手术切口巾构成无菌区域；妥善放置，防止滑落。 | 2 | | |
| | | 4. 铺置双下肢(中单2块)：<br>①传递方法正确：手持单角，递于手术医生，双人同步拉开(对侧同上)。 | 4 | | |
| | | ②铺置原则明确：先近端、后远端；将中单由内向外翻转，包裹足部 | 2 | | |
| | 第二步 | 1. 铺置切口两侧(中单2块)：<br>①传递方法正确：中单向内反折1/4，手持单角，递于手术医生并铺至切口两侧。 | 4 | | |
| | | ②铺置原则明确：位置居中，防止滑落。 | 2 | | |
| | | 2. 铺置麻醉头架(中单1块)：<br>①传递方法正确：手持单角，递于手术医生，双人同步拉开铺至麻醉头架。 | 4 | | |
| | | ②铺置原则明确：中单需完全覆盖麻醉头架。 | 2 | | |
| | | 3. 铺置双下肢(中单2块)：<br>①传递方法正确：手持单角，递于手术医生，双人同步拉开并覆盖下肢(对侧同上)。 | 4 | | |
| | | ②铺置原则明确：打开无菌单时，不可触及操作者腰以下的无菌手术衣；完全覆盖 | 2 | | |

| 项目 | | 操作要求 | 分值 | 扣分依据 | 得分 |
|---|---|---|---|---|---|
| 操作过程（72分） | 第三步 | 1. 铺置麻醉头架（大单1块）：<br>①传递方法正确：手持单角，递于手术医生，双人同步拉开并覆盖麻醉头架至切口上缘。 | 4 | | |
| | | ②铺置原则明确：打开无菌单时，不可触及操作者腰以下的无菌手术衣；将大单悬垂至手术床缘30 cm以上。 | 2 | | |
| | | 2. 铺置耻骨联合（中单1块）：<br>①传递方法正确：手持单角，递于手术医生，双人同步拉开，长轴对折铺于耻骨联合处。 | 4 | | |
| | | ②铺置原则明确：位置居中。 | 2 | | |
| | | 3. 铺置双下肢（中单2块）：<br>①传递方法正确：手持单角，递于手术医生，双人同步拉开，菱形铺于切口两侧及双下肢。 | 8 | | |
| | | ②铺置原则明确：手术切口周围覆盖4～6层；大单悬垂至手术床缘30 cm以上 | 2 | | |
| 总体评价（15分） | | 1. 铺巾顺序正确、流畅；<br>2. 手术医生未戴手套的手不可触碰洗手护士的手；<br>3. 不得跨越非无菌区传递 | 5<br>5<br>5 | | |
| 理论拓展（5分） | | 铺置完成的无菌巾应如何移动？ | 5 | | |

## （四）"人"字分腿仰卧位铺单操作规范及考评标准

考核时间： 考核对象： 得分： 监考人：

| 项目 | | 操作要求 | 分值 | 扣分依据 | 得分 |
|---|---|---|---|---|---|
| 职业规范（2分） | | 符合手术室护士职业规范要求 | 2 | | |
| 准备（6分） | 人员 | 着装符合无菌规范要求、未被污染 | 2 | | |
| | 用物 | 无菌敷料包准备齐全、放置合理 | 2 | | |
| | 环境 | 1. 环境清洁、宽敞；<br>2. 无过多人员流动 | 2 | | |
| 操作过程（72分） | 第一步 | 1. 铺置切口（治疗巾4块）：<br>①传递顺序正确：下方—上方—对侧—同侧。 | 8 | | |
| | | ②传递方法正确：治疗巾反折面正确；手持单角，向内翻转，遮住手背，递于手术医生。 | 4 | | |
| | | ③铺置原则明确：距手术切口2～3 cm铺置。 | 4 | | |
| | | 2. 铺置麻醉头架（治疗巾1块）：<br>①传递方法正确：治疗巾完全打开；手持单角，向内翻转，遮住手背，递于手术医生。 | 4 | | |
| | | ②铺置原则明确：与已铺置的手术切口巾构成无菌区域；妥善放置，防止滑落。 | 2 | | |
| | | 3. 铺置双下肢（中单2块）：<br>①传递方法正确：手持双层中单，向内翻转，遮住手背，递于手术医生，齐切口巾下缘覆盖下肢（对侧同上）。 | 8 | | |
| | | ②铺置原则明确：先近端、后远端；完全覆盖 | 2 | | |

| 项目 | | 操作要求 | 分值 | 扣分依据 | 得分 |
|---|---|---|---|---|---|
| 操作过程(72分) | 第二步 | 1. 铺置切口两侧(中单2块)：<br>①传递方法正确：将中单向内反折1/4，手持单角，递于手术医生并铺至切口两侧。 | 4 | | |
| | | ②铺置原则明确：位置居中，防止滑落。 | 2 | | |
| | | 2. 铺置麻醉头架(中单1块)：<br>①传递方法正确：手持单角，递于手术医生，双人同步拉开铺至麻醉头架。 | 4 | | |
| | | ②铺置原则明确：打开无菌单时，不可触及操作者腰以下的无菌手术衣；中单需完全覆盖麻醉头架。 | 2 | | |
| | | 3. 铺置双下肢(中单2块)：<br>①传递方法正确：手持单角，递于手术医生，双人同步拉开并覆盖下肢(对侧同上)。 | 4 | | |
| | | ②铺置原则明确：打开无菌单时，不可触及操作者腰以下的无菌手术衣；完全覆盖 | 2 | | |
| | 第三步 | 1. 铺置麻醉头架(大单1块)：<br>①传递方法正确：手持单角，递于手术医生，双人同步拉开并覆盖麻醉头架至切口上缘。 | 4 | | |
| | | ②铺置原则明确：打开无菌单时，不可触及操作者腰以下的无菌手术衣，将大单悬垂至手术床缘30 cm以上。 | 2 | | |
| | | 2. 铺置耻骨联合(中单1块)：<br>①传递方法正确：手持单角，递于手术医生，双人同步拉开，将长轴对折铺于耻骨联合处。 | 4 | | |
| | | ②铺置原则明确：位置居中。 | 2 | | |
| | | 3. 铺置双下肢(中单2块)：<br>①传递方法正确：手持单角，递于手术医生，双人同步拉开，以菱形铺于切口两侧及双下肢。 | 8 | | |
| | | ②铺置原则明确：在手术切口周围覆盖4～6层；将大单悬垂至手术床缘30 cm以上 | 2 | | |
| 总体评价(15分) | | 1. 铺巾顺序正确、流畅； | 5 | | |
| | | 2. 手术医生未戴手套的手不可触碰洗手护士的手； | 5 | | |
| | | 3. 不得跨越非无菌区传递 | 5 | | |
| 理论拓展(5分) | | 铺置完成的无菌巾应如何移动 | 5 | | |

# 第十二章 手术室专项操作考评标准

## 一、导尿术操作规范及考评标准

考核时间：　　　　考核对象：　　　　得分：　　　　监考人：

| 项目 | | 操作要求 | 分值 | 扣分依据 | 得分 |
|---|---|---|---|---|---|
| 职业规范(2分) | | 符合手术室护士职业规范要求 | 2 | | |
| 核对(2分) | | 查对医嘱 | 2 | | |
| 评估(6分) | | 1. 患者的年龄、性别、病情、生命体征、临床诊断、麻醉方式、手术方式、手术名称、手术时长、术后合作程度、术后自理能力； | 2 | | |
| | | 2. 评估患者的膀胱充盈度、会阴部皮肤黏膜情况，了解会阴部、尿道手术史，了解男性患者有无前列腺疾病等； | 2 | | |
| | | 3. 麻醉前向患者解释导尿的目的、交代术后注意事项 | 2 | | |
| 准备(6分) | 人员 | 进行手卫生 | 2 | | |
| | 用物 | 用物齐全、放置合理 | 2 | | |
| | 环境 | 室温适宜，光线充足，注意保护患者隐私 | 2 | | |
| 操作过程(74分) | 初步消毒 | 1. 携用物至床旁，核对，确定已麻醉。 | 2 | | |
| | | 2. 协助患者脱对侧裤腿，盖近侧腿部，双下肢保暖。 | 2 | | |
| | | 3. 取屈膝仰卧位，双腿略外展，暴露外阴。 | 2 | | |
| | | 4. 在患者臀下垫治疗巾，于患者两腿间打开消毒包，戴手套。 | 2 | | |
| | | 5. 初步消毒：①女性患者：消毒阴阜、对侧大腿内1/3、近侧大腿内1/3、对侧大阴唇、近侧大阴唇，分开大阴唇，依次消毒对侧小阴唇、近侧小阴唇、尿道口至肛门。 | 16 或 | | |
| | | ②男性患者：消毒阴阜、对侧大腿内1/3、近侧大腿内1/3、阴茎腹侧、阴茎背侧、对侧阴囊、近侧阴囊；左手用无菌纱布裹阴茎后推包皮至暴露尿道口，自尿道口向外、向后旋转擦拭尿道口、龟头及冠状沟。 | 16 | | |
| | | 6. 消毒完毕，脱手套并置于弯盘内，将弯盘移至床尾，撤去用物 | 2 | | |

| 项目 | | 操作要求 | 分值 | 扣分依据 | 得分 |
|---|---|---|---|---|---|
| 操作过程（74分） | 导尿 | 1. 在患者两腿之间打开导尿包。 | 2 | | |
| | | 2. 戴无菌手套，铺洞巾，合理摆放用物（导尿管末端与集尿袋连接）。 | 6 | | |
| | | 3. 检查导尿管气囊有无渗漏。 | 2 | | |
| | | 4. 对女性患者，润滑尿管前端至气囊后 4～6 cm；对男性患者，润滑尿管前端至气囊后 20～22 cm。 | 2 | | |
| | | 5. 消毒外阴，插入导尿管。 | | | |
| | | （1）女性患者： | | | |
| | | ①操作者一手分开并固定小阴唇，另一手持镊子夹取消毒棉球； | 2 | | |
| | | ②消毒尿道口、对侧小阴唇、近侧小阴唇、尿道口； | 8 | | |
| | | ③夹持导尿管并对准尿道口，将其轻轻插入尿管 4～6 cm，见尿液流出后再插入 7～10 cm，松开固定小阴唇的手，用其固定尿管，使尿液引入集尿袋。 | 6<br>或 | | |
| | | （2）男性患者： | | | |
| | | ①操作者一手用无菌纱布裹住阴茎，将包皮向后推，暴露尿道口； | 2 | | |
| | | ②另一手持镊子夹取消毒棉球，再次消毒尿道口、龟头及冠状沟； | 6 | | |
| | | ③一手用纱布包裹并提起阴茎，使之与腹壁成60°角，用另一镊子夹持导尿管并对准尿道口，将其轻轻插入尿管 20～22 cm，见尿液流出后再插入 7～10 cm，固定尿管，使尿液引入集尿袋。 | 8 | | |
| | | 6. 按照导尿管标明的气囊容积向气囊内缓慢注入无菌生理盐水（10～15 mL），若轻拉尿管有阻力感，即证实尿管固定于膀胱内。 | 4 | | |
| | | 7. 需进行尿培养时，取中段尿 5 mL 于试管内，盖好瓶盖。 | 2 | | |
| | | 8. 移开洞巾，擦净外阴，脱手套，撤去用物。 | 2 | | |
| | | 9. 固定引流管及集尿袋，粘贴标签（在标签上注明置管日期及气囊注水量）。 | 4 | | |
| | | 10. 整理床单位，协助患者穿好裤子，取舒适卧位 | 2 | | |
| | 处置 | 1. 撤去的用物、生活垃圾、医疗废弃物分类正确； | 2 | | |
| | | 2. 如做尿液检查，则应及时将标本送检； | 2 | | |
| | | 3. 用流动水洗手 | 2 | | |
| 观察记录（4分） | | 1. 观察导尿过程中患者的生命体征； | 2 | | |
| | | 2. 用电子护理巡视记录单记录导尿的时间、尿量、尿液颜色 | 2 | | |
| 总体评价（6分） | | 1. 遵循标准预防、消毒隔离、安全的原则； | 2 | | |
| | | 2. 操作规范，无菌观念强，无尿道黏膜损伤； | 2 | | |
| | | 3. 尿管集尿袋连接紧密、引流通畅、固定稳妥 | 2 | | |

## 二、患者身份核查操作规范及考评标准

考核时间：　　　　考核对象：　　　　　得分：　　　　　监考人：

| 项目 | | 操作要求 | 分值 | 扣分依据 | 得分 |
|---|---|---|---|---|---|
| 职业规范(2分) | | 符合手术室护士职业规范要求 | 2 | | |
| 操作过程(92分) | 等候处 | 1. 正确拿取病历(确认手术间房号)： | | | |
| | | ①持手术安全核查单与手术通知单核对，确认患者信息； | 2 | | |
| | | ②确认患者接台顺序有无变动； | 2 | | |
| | | ③确认有无暂停手术； | 2 | | |
| | | ④确认有无急诊加台手术。 | 2 | | |
| | | 2. 持手术安全核查单与患者核对，确认身份： | | | |
| | | ①反问式核对＋腕带核对。 | 3 | | |
| | | ②核对内容：病区、床号、患者姓名、住院号、手术部位(标记)、手术医生。 | 3 | | |
| | | 3. 查看手术患者交接记录单，翻阅病历，与患者查对术前准备情况： | | | |
| | | ①一般情况：既往史、用药史、皮肤情况、膀胱排空情况、是否在月经期等。 | 2 | | |
| | | ②着装：穿病员服、戴一次性手术帽、去除义齿、眼镜、金属物品、饰品等。 | 2 | | |
| | | ③术前医嘱：禁饮食、做药敏试验、备皮、备血、检查血型、做好相关检查和检验项目。 | 2 | | |
| | | ④管道：静脉通路、胃管、尿管等。 | 1 | | |
| | | ⑤手术用物：术中用物、影像资料及其他特殊用物 | 1 | | |
| | 手术间 | 麻醉实施前(给药前) | | | |
| | | 1. 麻醉医生： | | | |
| | | ①主持，站于患者头侧； | 2 | | |
| | | ②持麻醉知情同意书； | 1 | | |
| | | ③反问式核查患者信息； | 1 | | |
| | | ④陈述麻醉设备准备情况。 | 1 | | |
| | | 2. 手术医生： | | | |
| | | ①站于巡回护士对侧； | 1 | | |
| | | ②持病历核对患者信息； | 1 | | |
| | | ③陈述术前准备情况； | 1 | | |
| | | ④在安全核查表上签字。 | 1 | | |
| | | 3. 手术室护士： | | | |
| | | ①站于患者腕带侧； | 2 | | |
| | | ②核对患者腕带信息； | 2 | | |
| | | ③陈述液体准备情况 | 2 | | |
| | | 手术开始前(摆放体位前) | | | |
| | | 1. 麻醉医生： | | | |
| | | ①站于患者头侧； | 1 | | |
| | | ②核对患者信息； | 1 | | |
| | | ③核对手术方式及手术部位； | 1 | | |
| | | ④陈述术中麻醉关注点。 | 1 | | |
| | | 2. 手术医生： | | | |
| | | ①主持，站于巡回护士对侧； | 2 | | |
| | | ②陈述患者信息； | 1 | | |
| | | ③核对手术方式及手术部位； | 1 | | |
| | | ④预估手术时间； | 1 | | |
| | | ⑤预估术中出血情况； | 1 | | |

| 项目 | | | 操作要求 | 分值 | 扣分依据 | 得分 |
|---|---|---|---|---|---|---|
| 操作过程（92分） | 手术间 | 手术开始前（摆放体位前） | ⑥陈述特殊关注点。 | 1 | | |
| | | | 3. 手术室护士： | | | |
| | | | ①站于患者腕带侧； | 2 | | |
| | | | ②核对患者信息； | 2 | | |
| | | | ③核对手术部位标记； | 2 | | |
| | | | ④陈述物品和设备准备情况； | 2 | | |
| | | | ⑤陈述术前、术中用药情况 | 2 | | |
| | | 切皮前（消毒铺巾后） | 1. 麻醉医生： | | | |
| | | | ①站于患者头侧； | 1 | | |
| | | | ②确认手术部位。 | 1 | | |
| | | | 2. 手术医生： | | | |
| | | | ①主持，站于患者术侧； | 2 | | |
| | | | ②确认手术部位。 | 1 | | |
| | | | 3. 手术室护士：巡回护士站于患者腕带侧，手持手术安全核查表，洗手护士铺置 TIME OUT 巾。 | 2 | | |
| | | | 4. 确认手术部位 | 2 | | |
| | | 关闭体腔前 | 1. 麻醉医生： | | | |
| | | | ①站于麻醉电脑旁； | 1 | | |
| | | | ②记录实际手术方式。 | 1 | | |
| | | | 2. 手术医生： | | | |
| | | | ①站于手术床旁； | 1 | | |
| | | | ②参与手术物品清点； | 1 | | |
| | | | ③陈述手术方式及引流情况。 | 1 | | |
| | | | 3. 手术室护士：洗手护士主持，站于器械车旁；铺置 TIME OUT 巾。 | 2 | | |
| | | | 4. 巡回护士、洗手护士、手术医生共同清点手术物品 | 2 | | |
| | | 离手术室前（移至转运床后） | 1. 麻醉医生： | | | |
| | | | ①站于患者头侧； | 1 | | |
| | | | ②核对患者信息； | 1 | | |
| | | | ③陈述患者去向。 | 1 | | |
| | | | 2. 手术医生： | | | |
| | | | ①站于巡回护士对侧； | 1 | | |
| | | | ②确认手术方式； | 1 | | |
| | | | ③与手术室护士交接标本。 | 1 | | |
| | | | 3. 手术室护士： | | | |
| | | | ①巡回护士主持，站于转运床一侧； | 2 | | |
| | | | ②确认手术方式； | 2 | | |
| | | | ③检查皮肤完整性； | 2 | | |
| | | | ④检查管道及标识； | 2 | | |
| | | | ⑤陈述术中用药、输血等情况 | 2 | | |
| 总体评价（3分） | | | 1. 步骤熟练、操作流畅； | 1 | | |
| | | | 2. 重点突出、内容全面； | 1 | | |
| | | | 3. 指导手术医生、麻醉医生规范进行患者身份核查 | 1 | | |
| 理论拓展（3分） | | | 手术安全核查的时机是什么 | 3 | | |

## 三、标准仰卧位摆放流程及考评标准

考核日期：　　　　姓名：　　　　考核人：　　　　总分：

| 项目 | | 操作要求 | 分值 | 扣分依据 | 得分 |
|---|---|---|---|---|---|
| 职业规范(2分) | | 符合手术室护士职业规范要求 | 2 | | |
| 评估(5分) | | 评估患者体型、皮肤状况、肢体活动情况、手术入路、特殊病情 | 5 | | |
| 用物准备(11分) | | 1. 铺置体位垫：依次放置凝胶头圈(1个)、肩垫(1个)、臀垫(1个)、膝枕(1个)、足跟垫(2个)于手术床上，上层铺床单。 | 5 | | |
| | | 2. 放置托手板(如左上肢靠近身体，右上肢外展)： | | | |
| | | ①左侧护手板1个，放置位置合适(备用)； | 1 | | |
| | | ②安置右侧托手板，远端放置腕关节垫，用包布覆盖。 | 2 | | |
| | | 3. 约束带1根，放置位置合适(备用)。 | 1 | | |
| | | 4. 护眼贴2个，减压贴、包布若干(备用)。 | 1 | | |
| | | 5. 暖风机位置合适 | 1 | | |
| 体位安置(62分) | 安置患者 | 1. 脱病员服(根据手术需要)，注意保护患者隐私。 | 2 | | |
| | | 2. 检查患者的皮肤状况，贴减压贴(必要时)。 | 2 | | |
| | | 3. 协助患者仰卧于手术床上： | | | |
| | | (1)扶行法(患者轮椅推入)：放低手术床，固定轮椅，抬起轮椅脚踏板，搀扶患者仰卧于手术床上。 | 2 | | |
| | | (2)四人搬运法(患者平车推入)： | | | |
| | | ①平车紧靠床边，固定车闸。 | 2 | | |
| | | ②麻醉医生站于患者头部，两名医生分别站于手术床和平车两侧；巡回护士站于患者足部，4人同步将患者抬起，轻稳地放置于手术床上。 | 2 | | |
| | | ③搬运过程中注意妥善安置患者的各种管路，防止脱出。 | 2 | | |
| | | 4. 覆盖保暖。 | 2 | | |
| | | 5. 用约束带妥善固定患者。 | 2 | | |
| | | 6. 贴水凝胶敷料，保护患者眼睛(麻醉后) | | | |
| | 摆放流程 | 1. 头部置头圈，位置合适。 | 2 | | |
| | | 2. 双上肢： | | | |
| | | ①左上肢掌心朝向身体侧，肘部微屈，用布单包裹，用护手板保护； | 3 | | |
| | | ②将右上肢置于托手板上，将远端关节置于腕关节垫上，用布单包裹、约束带固定。 | 3 | | |
| | | 3. 双下肢：膝下垫膝枕，足下垫足跟垫。 | 4 | | |
| | | 4. 调整体位垫：依次调整肩垫、臀垫、膝枕、足跟垫，位置合适。 | 2 | | |
| | | 5. 粘贴负极板，位置合适。 | 2 | | |
| | | 6. 妥善固定尿管。 | 2 | | |
| | | 7. 盖加温毯，开启暖风机，调节温度，进行预保温。 | 2 | | |
| | | 8. 用约束带固定患者，位置合适。 | 2 | | |
| | | 9. 安装麻醉头架 | 2 | | |

| 项目 | | 操作要求 | 分值 | 扣分依据 | 得分 |
|---|---|---|---|---|---|
| 体位安置（62分） | 全面检查 | 1. 头颈部：头枕高度合适，头和颈椎保持水平中立位。 | 2 | | |
| | | 2. 面部：眼贴保护符合要求，麻醉头架位置合适，胃管、气管插管等未受压。 | 2 | | |
| | | 3. 上肢： | | | |
| | | ①左侧上肢：掌心朝向身体侧，对管路（静脉、动脉）做防压、防折处理，肘部微屈，用布单固定；上肢与裸露皮肤无直接接触。 | 2 | | |
| | | ②右侧上肢：置于托手板上，掌面向上，远端关节略高于近端关节；腕关节垫位置合适；对管路（静脉、动脉）做防压、防折处理；肩关节外展不超过90°。 | 2 | | |
| | | 4. 肩部及骶尾部：位于凝胶垫上。 | 2 | | |
| | | 5. 身下床单：平整、无褶皱。 | 2 | | |
| | | 6. 双下肢：自然伸直，在膝下垫膝枕，在足下垫足跟垫，位置合适。 | 2 | | |
| | | 7. 回路负极板：位置合适，靠近手术切口部位，距离手术切口>15 cm，距离心电图电极>15 cm。 | 2 | | |
| | | 8. 尿管及尿袋：尿管未受压、未打折、固定位置合适；尿袋悬挂位置合适。 | 2 | | |
| | | 9. 保暖措施：加温毯铺盖合适，温度正常，暖风机位置合适。 | 2 | | |
| | | 10. 约束带：在距离膝关节上方5 cm处固定，避开膝关节外侧；松紧适宜，以能容纳一指为宜 | 2 | | |
| 恢复体位（12分） | | 1. 撤除手术敷料，覆盖保暖，保护患者的隐私； | 1 | | |
| | | 2. 恢复手术床于水平位，松开下肢固定带； | 1 | | |
| | | 3. 撤除麻醉头架、托手板、膝枕、足跟垫； | 1 | | |
| | | 4. 转运床紧靠床边，固定车闸； | 1 | | |
| | | 5. 整理静脉通路、尿管、引流管、胃管等各种管路； | 1 | | |
| | | 6. 采用4人搬运法，同步抬起患者，将患者轻稳地放置于转运床上 | 1 | | |
| 用物处置（2分） | | 按科室要求规范放置 | 2 | | |
| 整体评价（6分） | | 1. 动作轻柔、爱伤观念强； | 2 | | |
| | | 2. 注意保护患者的隐私，随时为患者保暖； | 2 | | |
| | | 3. 流程熟悉、操作规范、配合有序 | 2 | | |

## 四、"人"字分腿仰卧位摆放流程及考评标准

考核日期：　　　　姓名：　　　　考核人：　　　　总分：

| 项目 | | 操作要求 | 分值 | 扣分依据 | 得分 |
|---|---|---|---|---|---|
| 职业规范（2分） | | 符合手术室护士职业规范要求 | 2 | | |
| 评估（5分） | | 评估患者体型、皮肤情况、肢体活动情况、手术入路、特殊病情 | 5 | | |
| 用物准备（14分） | | 1. 卸下头板。 | 1 | | |
| | | 2. 铺置体位垫：依次放置凝胶头圈（1个）、肩垫（1个）、臀垫（1个）、膝枕（2个）、足跟垫（2个）于手术床上，铺身下加温毯，铺置下肢腿板。 | 5 | | |
| | | 3. 放置托手板（如左上肢靠近身体，右上肢外展）： | | | |
| | | ①左侧护手板1个，放置位置合适（备用）； | 1 | | |
| | | ②安置右侧托手板，远端放置腕关节垫，用包布覆盖。 | 2 | | |
| | | 4. 约束带1根，腿部固定带4根，放置位置合适（备用）。 | 2 | | |
| | | 5. 护眼贴2个，减压贴、包布若干（备用）。 | 1 | | |
| | | 6. 开启暖风机，调节温度，进行预保温 | 2 | | |
| 体位安置（64分） | 安置患者 | 1. 脱病员服（根据手术需要），注意保护患者的隐私； | 2 | | |
| | | 2. 检查患者的皮肤状况，贴减压贴（必要时）； | 2 | | |
| | | 3. 协助患者仰卧于手术床上（骶尾部超出手术床背板与腿板折叠处约5 cm）； | 4 | | |
| | | 4. 覆盖保暖，褪去裤子（保护隐私）； | 1 | | |
| | | 5. 用约束带妥善固定患者； | 1 | | |
| | | 6. 贴水凝胶敷料，保护患者眼睛（麻醉后） | 2 | | |
| | 翻身流程 | 1. 头部置头圈，位置合适。 | 2 | | |
| | | 2. 双上肢： | | | |
| | | ①左上肢掌心朝向身体侧，肘部微屈，布单包裹、护手板保护； | 2 | | |
| | | ②将右上肢置于托手板上，将远端关节置于腕关节垫上，用布单包裹、约束带固定。 | 2 | | |
| | | 3. 双下肢： | | | |
| | | ①调节腿板，使双下肢分开不超过90°； | 3 | | |
| | | ②调整膝枕和足跟垫的位置，使两者分别位于腘窝及足跟上； | 3 | | |
| | | ②包裹双下肢，将下肢固定带分别于膝关节上、下5 cm处固定、松紧适宜。 | 3 | | |
| | | 4. 调整体位垫：依次调整肩垫、臀垫、膝枕、足跟垫，位置合适。 | 5 | | |
| | | 5. 粘贴负极板，位置合适。 | 2 | | |
| | | 6. 妥善固定尿管。 | 2 | | |
| | | 7. 约束带固定患者，位置合适。 | 2 | | |
| | | 8. 安装麻醉头架 | 2 | | |

| 项目 | | 操作要求 | 分值 | 扣分依据 | 得分 |
|---|---|---|---|---|---|
| 体位安置（64分） | 全面检查 | 1. 头颈部：头枕高度合适，头和颈椎保持水平中立位。 | 2 | | |
| | | 2. 面部：眼贴合适，眼睛、胃管、气管插管、静脉通路未受压；麻醉头架位置合适。 | 2 | | |
| | | 3. 上肢：<br>①左侧上肢：掌心朝向身体侧，对管路（静脉、动脉）做防压、防折处理，肘部微屈，用布单固定；上肢与裸露皮肤无直接接触。 | 2 | | |
| | | ②右侧上肢：置于托手板上，掌面向上，远端关节略高于近端关节；腕关节垫位置合适；对管路（静脉、动脉）做防压、防折处理；肩关节外展不超过90°。 | 2 | | |
| | | 4. 肩部及骶尾部：位于凝胶垫上。 | 2 | | |
| | | 5. 加温毯和布单：平整、无褶皱。 | 2 | | |
| | | 6. 下肢：<br>①下肢腿板固定牢靠；双下肢分开不超过90°； | 2 | | |
| | | ②膝枕和足跟垫位置合适；下肢固定带松紧适宜。 | 2 | | |
| | | 7. 回路负极板：位置合适，靠近手术切口部位，距离手术切口＞15 cm，距离心电图电极＞15 cm。 | 2 | | |
| | | 8. 尿管及尿袋：尿管未受压、未打折、固定位置合适；尿袋悬挂位置合适。 | 2 | | |
| | | 9. 保暖措施：加温毯铺盖合适、温度正常、暖风机位置合适。 | 2 | | |
| | | 10. 约束带：在距离膝关节上、下5 cm处固定，避开膝关节外侧；松紧适宜，以能容纳一指为宜 | 2 | | |
| 恢复体位（7分） | | 1. 撤除手术敷料，覆盖保暖，保护患者的隐私； | 1 | | |
| | | 2. 恢复手术床于水平位，松开下肢固定带； | 1 | | |
| | | 3. 撤除麻醉头架、托手板、膝枕、足跟垫； | 1 | | |
| | | 4. 复位手术床腿板，注意保持下肢于功能位； | 1 | | |
| | | 5. 转运床紧靠床边，固定车闸； | 1 | | |
| | | 6. 整理静脉通路、尿管、引流管、胃管等各种管路； | 1 | | |
| | | 7. 采用4人搬运法，同步抬起患者，将患者轻稳地放置于转运床上 | 1 | | |
| 处置（2分） | | 按科室要求规范放置 | 2 | | |
| 整体评价（6分） | | 1. 动作轻柔、爱伤观念强； | 2 | | |
| | | 2. 注意保护患者的隐私，随时为患者保暖； | 2 | | |
| | | 3. 流程熟悉、操作规范、配合有序 | 2 | | |

## 五、泌尿外科侧卧位摆放流程及考评标准

考核日期： 姓名： 考核人： 总分：

| 项目 | | 操作要求 | 分值 | 扣分依据 | 得分 |
|---|---|---|---|---|---|
| 职业规范(2分) | | 符合手术室护士职业规范要求 | 2 | | |
| 评估(5分) | | 评估患者体型、皮肤状况、肢体活动情况、手术入路、特殊病情 | 5 | | |
| 用物准备(10分) | | 1. 头部置头圈,准备头枕(包布包裹备用); | 1 | | |
| | | 2. 安装麻醉头架锁扣,位置合适; | 1 | | |
| | | 3. 将托手板置于患者健侧,在远端放置腕关节垫,用包布覆盖; | 1 | | |
| | | 4. 将高托手架置于患者健侧头板,铺置凝胶垫,用包布覆盖; | 1 | | |
| | | 5. 骨盆固定器位置合适(备用); | 1 | | |
| | | 6. 腋垫1个、凝胶腰垫1个、软枕1个、臀垫1个、踝关节垫1个,放置位置合适(备用); | 2 | | |
| | | 7. 腿部约束带1根,放置位置合适(备用); | 1 | | |
| | | 8. 减压贴、护眼贴(翻身前)若干,中单、包布若干(备用); | 1 | | |
| | | 9. 暖风机位置合适 | 1 | | |
| 体位安置(68分) | 安置患者 | 1. 脱病员服,保护患者的隐私; | 2 | | |
| | | 2. 协助患者仰卧于手术床上(将肚脐或手术部位对准手术床可折叠处); | 2 | | |
| | | 3. 覆盖保暖,褪去裤子(保护隐私); | 2 | | |
| | | 4. 用约束带妥善固定患者; | 2 | | |
| | | 5. 将健侧上肢置于托手板上,位置合适,用包布覆盖、约束带妥善固定; | 2 | | |
| | | 6. 贴水凝胶敷料,保护患者眼睛(麻醉后) | 2 | | |
| | 翻身流程 | 1. 麻醉医生位于患者头部,负责保护头颈部及气管导管,放置头枕(依据患者体型,使其高度平下侧肩高,颈椎处于水平位置); | 1 | | |
| | | 2. 将患者双下肢交叠,患侧在上; | 2 | | |
| | | 3. 两名医生位于患者身体患侧,巡回护士位于患者健侧; | 2 | | |
| | | 4. 采用轴线翻身法,4人配合,先将患者平移至患侧床边,再将患者向健侧翻身,使患者侧卧,巡回护士负责双上肢(呈抱球状),注意妥善安置患者的各种管路,以防止脱出; | 4 | | |
| | | 5. 麻醉医生与手术医生协助抬起患者的上半身,巡回护士放置胸垫、腰垫(位置合适),注意患者颈部始终处于水平位置; | 3 | | |
| | | 6. 固定骨盆架,分别放于耻骨联合处(放置凝胶垫)、骶尾部(放置臀垫); | 3 | | |
| | | 7. 双下肢屈曲约45°,错开放置,在两腿间垫软枕,下侧在前,上侧在后,在健侧放置踝关节垫; | 4 | | |
| | | 8. 调节手术床:先整体头高脚低,然后将床头摇低,呈"∧"形,张力适宜; | 2 | | |
| | | 9. 粘贴负极板,位置合适; | 2 | | |
| | | 10. 妥善固定尿管; | 2 | | |
| | | 11. 盖加温毯,开启暖风机,调节温度,进行预保温; | 2 | | |
| | | 12. 约束带固定患者,位置合适; | 2 | | |
| | | 13. 安装麻醉头架 | 21 | | |

| 项目 | | 操作要求 | 分值 | 扣分依据 | 得分 |
|---|---|---|---|---|---|
| 体位安置（68分） | 全面检查 | 1. 脊椎：在一条水平线上。 | 2 | | |
| | | 2. 头颈部：头枕高度合适，平下侧肩高，保持颈椎于水平位。 | 2 | | |
| | | 3. 面部：眼贴合适，眼睛、胃管、气管插管、静脉通路未受压；麻醉头架位置合适。 | 2 | | |
| | | 4. 上肢： | | | |
| | | ①患侧上肢远端关节低于近端关节； | 2 | | |
| | | ②健侧上肢远端关节高于近端关节，肩关节外展不超过90°； | 2 | | |
| | | ③两肩连线与手术床成90°，约束双上肢并注意保暖。 | 2 | | |
| | | 5. 身下床单：平整、无褶皱。 | 1 | | |
| | | 6. 胸垫：距肩峰10 cm，防止腋神经损伤。 | 2 | | |
| | | 7. 腰垫：位置合适，腰部肌肉张力适宜，肾区暴露充分。 | 1 | | |
| | | 8. 骨盆固定器：位置合适，固定牢靠，未与患者皮肤直接接触，注意保护男性患者的外生殖器，避免腹侧骨盆固定器压迫腹股沟而导致下肢缺血或深静脉血栓。 | 2 | | |
| | | 9. 下肢：双下肢自然屈曲约45°，前、后分开放置，上侧在后，下侧在前。 | 1 | | |
| | | 10. 回路负极板：位置合适，靠近手术切口部位，距离手术切口＞15 cm，距离心电图电极＞15 cm。 | 1 | | |
| | | 11. 尿管及尿装：尿管未受压、未打折、固定位置合适；尿袋悬挂位置合适。 | 1 | | |
| | | 12. 保暖措施：暖风毯铺盖合适，温度正常，暖风机位置合适。 | 2 | | |
| | | 13. 约束带：将约束带固定于膝上5 cm处，避开膝关节外侧；松紧适宜，以能容纳一指为宜 | 1 | | |
| 恢复体位（7分） | | 1. 撤除手术敷料，覆盖保暖，保护患者的隐私； | 1 | | |
| | | 2. 恢复手术床于水平位，保持头颈、躯干于水平位； | 1 | | |
| | | 3. 麻醉医生位于患者头部，2名医生位于患者健侧，与巡回护士相互配合，撤除骨盆固定器、体位垫等（定位放置），使患者双下肢自然屈曲； | 1 | | |
| | | 4. 采用轴线翻身法，4人配合，使患者仰卧于手术床中央，双上肢自然放置于身体两侧，注意妥善安置患者的肢体及各种管路； | 3 | | |
| | | 5. 撤除麻醉头架及高、低托手架； | 3 | | |
| | | 6. 转运床紧靠床边，固定车闸； | 1 | | |
| | | 7. 整理静脉通路、尿管、引流管、胃管等各种管路； | 1 | | |
| | | 8. 采用4人搬运法，同步抬起患者，将患者轻稳地放置于转运床上 | 11 | | |
| 处置（2分） | | 按科室要求规范放置 | 2 | | |
| 整体评价（6分） | | 1. 动作轻柔、爱伤观念强； | 2 | | |
| | | 2. 注意保护患者的隐私，随时为患者保暖； | 2 | | |
| | | 3. 流程熟悉、操作规范、配合有序 | 2 | | |

## 六、胸科侧卧位摆放流程及考评标准

考核日期：　　　　　姓名：　　　　　考核人：　　　　　总分：

| 项目 | | 操作要求 | 分值 | 扣分依据 | 得分 |
|---|---|---|---|---|---|
| 职业规范(2分) | | 符合手术室护士职业规范要求 | 2 | | |
| 评估(5分) | | 评估患者体型、皮肤状况、肢体活动情况、手术入路、特殊病情 | 5 | | |
| 用物准备(10分) | | 1. 头枕1个(包布包裹头枕)； | 1 | | |
| | | 2. 安装麻醉头架锁扣，位置合适； | 1 | | |
| | | 3. 将托手板置于患者健侧，远端放置腕关节垫，用包布覆盖； | 1 | | |
| | | 4. 将高托手架置于患者健侧头板，铺置凝胶垫，用包布覆盖； | 1 | | |
| | | 5. 骨盆固定器位置合适(备用)； | 1 | | |
| | | 6. 凝胶胸垫1个、凝胶方垫1个、梯形垫1个、踝关节垫1个，放置位置合适(备用)； | 2 | | |
| | | 7. 腿部约束带1根，放置位置合适(备用)； | 1 | | |
| | | 8. 减压贴、护眼贴(翻身前)若干，中单、包布若干(备用)； | 1 | | |
| | | 9. 暖风机位置合适 | 1 | | |
| 体位安置(68分) | 安置患者 | 1. 脱病员服，保护患者的隐私； | 2 | | |
| | | 2. 协助患者仰卧于手术床上，检查皮肤状况，贴减压贴； | 2 | | |
| | | 3. 覆盖保暖，褪去裤子(保护隐私)； | 1 | | |
| | | 4. 用约束带妥善固定患者； | 1 | | |
| | | 5. 将健侧上肢放置托手板上，位置合适，用包布覆盖、约束带妥善固定； | 2 | | |
| | | 6. 贴水凝胶敷料，保护患者眼睛(麻醉后) | 2 | | |
| | 翻身流程 | 1. 麻醉医生位于患者头部，负责保护头颈部及气管导管，放置头枕(依据患者体型，使高度平下侧肩高，颈椎处于水平位置)； | 1 | | |
| | | 2. 患者双下肢交叠，患侧在上； | 2 | | |
| | | 3. 两名医生位于患者身体患侧，巡回护士位于患者健侧； | 2 | | |
| | | 4. 采用轴线翻身法，4人配合，先将患者移至患侧床边，再将患者向健侧翻身，使患者侧卧，巡回护士负责双上肢(呈抱球状)，注意妥善安置患者的各种管路，以防止脱出； | 5 | | |
| | | 5. 麻醉医生与手术医生协助抬起患者的上半身，巡回护士放置胸垫(位置合理)，注意颈部始终处于水平位置； | 3 | | |
| | | 6. 固定骨盆固定器，分别放于耻骨联合处(放置凝胶垫)、骶尾部； | 6 8 | | |
| | | 7. 双下肢自然屈曲约45°，呈跑步状，将大腿放置于梯形垫上，在健侧踝部放置踝关节垫； | 1 | | |
| | | 8. 粘贴负极板，位置合适； | 1 | | |
| | | 9. 妥善固定尿管； | 2 | | |
| | | 10. 盖加温毯，开启暖风机，调节温度，进行预保温； | 2 | | |
| | | 11. 约束带固定患者，位置合适； | 1 | | |
| | | 12. 安装麻醉头架 | | | |

| 项目 | | 操作要求 | 分值 | 扣分依据 | 得分 |
|---|---|---|---|---|---|
| 体位安置（68分） | 全面检查 | 1. 脊椎：在一条水平线上。 | 2 | | |
| | | 2. 头颈部：头枕高度合适，平下侧肩高，保持颈椎于水平位。 | 2 | | |
| | | 3. 面部：眼贴合适，眼睛、胃管、气管插管、静脉通路未受压；麻醉头架位置合适。 | 2 | | |
| | | 4. 上肢： | | | |
| | | ①患侧上肢远端关节低于近端关节； | 2 | | |
| | | ②健侧上肢远端关节高于近端关节，肩关节外展不超过90°； | 2 | | |
| | | ③两肩连线和手术床成90°，约束双上肢并注意保暖。 | 2 | | |
| | | 5. 身下床单平整、无褶皱。 | 1 | | |
| | | 6. 胸垫距肩峰10 cm，防止腋神经损伤。 | 2 | | |
| | | 7. 骨盆架位置合适，固定牢靠，未与患者皮肤直接接触，注意保护男性患者的外生殖器，避免腹侧骨盆固定器压迫腹股沟而导致下肢缺血或深静脉血栓。 | 2 | | |
| | | 8. 下肢：双下肢自然屈曲约45°，前、后分开放置，上侧在前，下侧在后。 | 2 | | |
| | | 9. 回路负极板：位置合适，靠近手术切口部位，距离手术切口>15 cm，距离心电图电极>15 cm。 | 1 | | |
| | | 10. 尿管及尿袋：尿管未受压、未打折、固定位置合适；尿袋悬挂位置合适。 | 1 | | |
| | | 11. 保暖措施：暖风毯铺盖合适、温度正常，暖风机位置合适。 | 1 | | |
| | | 12. 约束带：将固定带固定于膝上5 cm处，避开膝关节外侧；松紧适宜，以能容纳一指为宜 | 1 | | |
| 恢复体位（7分） | | 1. 撤除手术敷料，覆盖保暖，保护患者的隐私； | 1 | | |
| | | 2. 麻醉医生位于患者头部，2名医生位于患者健侧，与巡回护士相互配合，撤除骨盆固定器、体位垫等（定位放置），使患者双下肢自然屈曲； | 1 | | |
| | | 3. 采用轴线翻身法，4人配合，使患者仰卧于手术床中央，双上肢自然放置于身体两侧，注意妥善安置患者的肢体及各种管路； | 1 | | |
| | | 4. 撤除麻醉头架及高、低托手架； | 1 | | |
| | | 5. 转运床紧靠床边，固定车间； | 1 | | |
| | | 6. 整理静脉通路、尿管、引流管、胃管等各种管路； | 1 | | |
| | | 7. 采用4人搬运法，同步抬起患者，将患者轻稳地放置于转运床上 | 1 | | |
| 处置（2分） | | 按科室要求规范放置 | 2 | | |
| 整体评价（6分） | | 1. 动作轻柔、爱伤观念强； | 2 | | |
| | | 2. 注意保护患者的隐私，随时为患者保暖； | 2 | | |
| | | 3. 流程熟悉、操作规范、配合有序 | 2 | | |

## 七、截石位摆放流程及考评标准

考核日期：　　　　　姓名：　　　　　考核人：　　　　　总分：

| 项目 | | 操作要求 | 分值 | 扣分依据 | 得分 |
|---|---|---|---|---|---|
| 职业规划(2分) | | 符合手术室护士职业规范要求 | 2 | | |
| 评估(5分) | | 评估患者体型、皮肤状况、肢体活动情况、手术入路、特殊病情 | 5 | | |
| 用物准备(12分) | | 1. 卸下头板。 | 1 | | |
| | | 2. 铺置体位垫：依次放置凝胶头圈(1个)、肩垫(1个)、臀垫(1个)、臀部防潮垫于手术床上，铺置加温毯。 | 5 | | |
| | | 3. 放置托手板(如左上肢靠近身体，右上肢外展)： | | | |
| | | ①左侧护手板1个，放置位置合适(备用)； | 1 | | |
| | | ②安置右侧托手板，远端放置腕关节垫，用包布覆盖。 | 2 | | |
| | | 3. 马镫型腿架1副、肩托1副、凝胶垫2个、约束带1根，放置位置合适(备用)。 | 2 | | |
| | | 4. 护眼贴2个，减压贴、包布若干(备用)。 | 1 | | |
| | | 5. 开启暖风机，调节温度，进行预保温 | 2 | | |
| 体位安置(64分) | 安置患者 | 1. 脱病员服(根据手术需要)，注意保护患者的隐私； | 2 | | |
| | | 2. 检查患者的皮肤状况，贴减压贴(必要时)； | 2 | | |
| | | 3. 协助患者仰卧于手术床上(骶尾部超出手术床背板与腿板折叠处约5 cm)； | 2 | | |
| | | | 2 | | |
| | | 4. 头部置头圈，调整肩垫、臀垫，位置合适； | | | |
| | | 5. 覆盖保暖，褪去裤子(保护患者的隐私)； | 2 | | |
| | | 6. 用约束带妥善固定患者； | 1 | | |
| | | 7. 贴水凝胶敷料，保护患者眼睛(麻醉后) | 1 | | |
| | 体位摆放 | 1. 双上肢： | | | |
| | | ①左上肢掌心朝向身体侧，肘部微屈，用布单包裹、护手板保护； | 2 | | |
| | | ②将右上肢置于托手板上，将远端关节置于腕关节垫上，用布单包裹、约束带固定。 | 2 | | |
| | | 2. 双下肢： | | | |
| | | ①在近髋关节平面放置马镫型腿架； | 2 | | |
| | | ②将双下肢置于腿架上，托住小腿和膝部，外展<90°； | 4 | | |
| | | ③脚尖、膝盖、对侧肩峰处于一条直线上； | 2 | | |
| | | ④拆除手术床腿板。 | 2 | | |
| | | 3. 如需取头低脚高位，则加用肩托，以防止患者向头端滑动。 | 4 | | |
| | | 4. 粘贴负极板，位置合适。 | 2 | | |
| | | 5. 妥善固定尿管。 | 2 | | |
| | | 6. 约束带固定患者，位置合适。 | 2 | | |
| | | 7. 安装麻醉头架 | 1 | | |

| 项目 | | 操作要求 | 分值 | 扣分依据 | 得分 |
|---|---|---|---|---|---|
| 体位安置（64分） | 全面检查 | 1. 头颈部：头枕高度合适，保持头和颈椎于水平中立位。 | 2 | | |
| | | 2. 面部：眼贴合适，眼睛、胃管、气管插管、静脉通路未受压；麻醉头架位置合适。 | 2 | | |
| | | 3. 上肢： | | | |
| | | ①左侧上肢：掌心朝向身体侧，对管路（静脉、动脉）做防压、防折处理，肘部微屈，用布单固定；上肢与裸露皮肤无直接接触。 | 2 | | |
| | | ②右侧上肢：置于托手板上，掌面向上，远端关节略高于近端关节；腕关节垫位置合适；对管路（静脉、动脉）做防压、防折处理；肩关节外展不超过90°。 | 2 | | |
| | | 4. 肩部及骶尾部位于凝胶垫上；肩托固定牢固，位置适当。 | 2 | | |
| | | 5. 身下加温毯和布单平整、无褶皱。 | 1 | | |
| | | 6. 下肢： | | | |
| | | ①腿架固定牢靠； | 2 | | |
| | | ②双下肢分开不超过90°，腘窝血管、神经未受压； | 2 | | |
| | | ③脚尖、膝盖、对侧肩峰处于一条直线上； | 2 | | |
| | | ④固定带松紧适宜。 | 2 | | |
| | | 7. 回路负极板：位置合适，靠近手术切口部位，距离手术切口＞15 cm，距离心电图电极＞15 cm。 | 2 | | |
| | | 8. 尿管及尿袋：尿管未受压、未打折、固定位置合理；尿袋悬挂位置合适。 | 2 | | |
| | | 9. 保暖措施：暖风毯铺盖合理、温度正常，暖风机位置合理 | 2 | | |
| 恢复体位（9分） | | 1. 撤除手术敷料，覆盖保暖，保护患者的隐私； | 1 | | |
| | | 2. 安置手术床腿板； | 1 | | |
| | | 3. 将双下肢单独、缓慢放下，并通知麻醉医生； | 3 | | |
| | | 4. 撤除麻醉头架、托手板； | 1 | | |
| | | 5. 转运床紧靠床边，固定车闸； | 1 | | |
| | | 6. 整理静脉通路、尿管、引流管、胃管等各种管路； | 1 | | |
| | | 7. 采用4人搬运法，同步抬起患者，将患者轻稳地放置于转运床上 | 1 | | |
| 处置（2分） | | 按科室要求规范放置 | 2 | | |
| 整体评价（6分） | | 1. 动作轻柔、爱伤观念强； | 2 | | |
| | | 2. 注意保护患者的隐私，随时为患者保暖； | 2 | | |
| | | 3. 流程熟悉、操作规范、配合有序 | 2 | | |

# 第十三章　专科手术配合考评标准

## 一、洗手护士考评标准

### （一）肝胆专科组洗手护士考评标准

#### 1. 肝胆专科组洗手护士Ⅰ期考评标准

| 考核节点：独立上台1周内 | | | | | |
|---|---|---|---|---|---|
| 考核人员： | | 考核时间： | 考核者： | 得分： | |
| 项目 | | 考核要求 | 分值 | 扣分细则 | 扣分原因 |
| 手术笔记（2分） | | 1. 手术笔记完成及时；<br>2. 书写认真、全面、重点突出 | 2 | 一项不合格减1分 | |
| 基础技能<br>（20分） | 无菌技术操作 | 1. 符合无菌技术操作流程；<br>2. 严格执行无菌技术操作 | 10 | 一项不合格减5分 | |
| | 隔离技术 | 1. 明确手术室隔离技术操作原则；<br>2. 正确执行手术隔离技术 | 10 | 一项不合格减5分 | |
| 基础设备<br>（4分） | 超声刀 | 1. 知晓超声刀的操作流程及注意事项；<br>2. 操作规范 | 2 | 一项不合格减1分 | |
| | 百克钳/<br>氩气刀 | 1. 知晓百克钳/氩气刀的操作流程及注意事项；<br>2. 操作规范 | 2 | 一项不合格减1分 | |
| 重点环节<br>（34分） | 患者身份核查 | 1. 患者入室后，护士持病历与手术麻醉信息系统核对；<br>2. 持病历与患者腕带进行反问式核对；<br>3. 查看患者的手术标记；<br>4. 在白板上书写患者的基本信息 | 8 | 一项不合格减2分 | |
| | 正确使用TIME OUT巾 | 1. 使用时机合适；<br>2. 使用后及时收回；<br>3. 禁止另作他用 | 6 | 一项不合格减2分 | |
| | 物品清点 | 1. 清点时机准确；<br>2. 与巡回护士双人逐项清点、同步唱点、原位清点；<br>3. 清点时，关注重点明确；<br>4. 禁止与巡回护士以外的人员清点 | 8 | 一项不合格减2分 | |
| | 标本管理 | 1. 标本取出后，及时向医生询问标本的名称及送检情况（冰冻与病理）；<br>2. 根据情况及时告知巡回护士填写标本袋；<br>3. 双人核对装袋后将标本放置于常规位置；<br>4. 手术结束后，与手术医生双人核对标本，无误后提醒医生及时送检 | 8 | 一项不合格减2分 | |

| 项目 | | 考核要求 | 分值 | 扣分细则 | 扣分原因 |
|---|---|---|---|---|---|
| 重点环节（34分） | 手术交接 | 严格按手术室交接班 SBAR 流程进行交接（包括患者信息、手术器械、标本、高值物品），对术中特殊情况另加说明 | 4 | 一项不合格减1分 | |
| 专科手术（30分） | 物品准备 | 1. 开腹胰十二指肠切除术所需物品；<br>2. 腹腔镜辅助肝切除术所需物品 | 30 | 一项不合格减5分 | |
| | 器械摆台 | 1. 开腹胰十二指肠切除术所需器械；<br>2. 腹腔镜辅助肝切除术所需器械 | | | |
| | 消毒铺巾 | 1. 标准仰卧位；<br>2. "人"字分腿仰卧位 | | | |
| 专科要求（6分） | | 1. 掌握术中胆道镜的连接和使用方法；<br>2. 正确执行腔镜布袋的定位固定；<br>3. 按要求管理术中用小纱布 | 6 | 一项不合格减2分 | |
| 整体印象（4分） | | 1. 学习态度积极、认真、端正；<br>2. 关注手术进展情况，手术配合积极主动；<br>3. 遵循无菌技术操作原则；<br>4. 遵循垃圾分类原则 | 4 | 一项不合格减1分 | |

**2. 肝胆专科组洗手护士Ⅱ期考评标准——腹腔镜下肝切除术**

| 考核节点：腹腔镜下肝切除术洗手配合达到30例 | | | | | | |
|---|---|---|---|---|---|---|
| 考核人员： | | 考核时间： | 考核者： | | 得分： | |
| 项目 | | 考核要求 | 分值 | 扣分细则 | 扣分原因 | 得分 |
| 思想品质（30分） | 个人素养 | 1. 工作态度；<br>2. 尊重师长；<br>3. 劳动纪律 | 1～5分评级 | 每项≥3分为合格 | | |
| | 职业素养 | 1. 慎独精神；<br>2. 团队协助；<br>3. 应急能力 | | | | |
| 评估（2分） | 自身评估 | 1. 着装整齐，指甲已修剪；<br>2. 洗手衣裤符合穿衣规范 | 1 | 1. 指甲未修剪减0.5分；<br>2. 穿衣不符合手术室护士穿衣规范减0.5分 | | |
| | 环境评估 | 1. 确认操作前已完成卫生清洁，确认操作前室内空调已开启；<br>2. 确认操作前手术间内后门已关闭 | 1 | 一项不合格减0.5分 | | |
| 手术前（25分） | | 术前了解当日配合手术患者情况（患者有无特殊情况及患者的手术方式）及医生对该手术的特殊要求，并熟悉局部解剖及手术步骤 | 1 | 1. 不清楚患者手术方式减0.5分；<br>2. 未了解患者特殊情况减0.5分 | | |

| 项目 | 考核要求 | 分值 | 扣分细则 | 扣分原因 | 得分 |
|---|---|---|---|---|---|
| | 按手术通知单准备手术所需器械及物品，进入室内并开启室内电脑 | 1 | 1. 物品准备不充分减0.5分；<br>2. 未开启电脑减0.5分 | | |
| | 患者核对：<br>1. 患者入室后，护士持病历与手术麻醉信息系统核对；<br>2. 持病历与患者腕带进行反问式核对；<br>3. 查看患者手术标记；<br>4. 在白板上书写患者的基本信息；<br>5. 再次核对手术方式是否更改 | 5 | 一项不合格减1分 | | |
| | 开启无菌敷料包：<br>1. 检查无菌敷料包的完整性及灭菌情况；<br>2. 接触无菌敷料包前进行快速手消毒；<br>3. 按无菌原则要求，用无菌持物钳开启无菌敷料包；<br>4. 检查无菌敷料包内的消毒灭菌指示卡；<br>5. 合理使用一次性物品并严格执行无菌技术操作原则 | 5 | 一项不合格减1分 | | |
| 手术前(25分) | 洗手护士提前15～30 min按外科刷手规范刷手上台 | 1 | 未按规定时间刷手减1分 | | |
| | 按规范穿手术衣、戴手套 | 1 | 一项不合格减0.5分 | | |
| | 规范摆放手术器械及敷料台，整理一次性物品，台面平整；与巡回护士双人唱点器械并检查其完整性 | 4 | 1. 器械台整理不规范减2分；<br>2. 清点器械不规范减2分 | | |
| | 协助医生严格按照要求规范消毒、铺置无菌单(严禁铺置第1层无菌单的医生继续铺置剩余敷料)、规范穿好手术衣 | 2 | 1. 未按规定铺置无菌单减1分；<br>2. 未协助医生穿好手术衣减1分 | | |
| | 铺置TIME OUT巾，与巡回护士、手术医生、麻醉医生共同完成核查(患者信息及手术部位) | 2 | 1. 未铺置TIME OUT巾减1分；<br>2. 未主持三方共同核查减1分 | | |
| | 及时连接各种电外科系统：<br>1. 熟练掌握镜头及光源线的连接方法；<br>2. 提前准备器械收纳袋；<br>3. 固定位置合适 | 3 | 一项不合格减1分 | | |

| 项目 | 考核要求 | 分值 | 扣分细则 | 扣分原因 | 得分 |
|------|---------|------|---------|---------|------|
| 手术中(45分) | 协助医生建立手术气腹:<br>1. 掌握气腹针和直视下建立气腹的区别;<br>2. 及时传递与回收穿刺器 | 2 | 未及时传递穿刺器减2分 | | |
| | 探查腹腔:<br>1. 主动加热镜头;<br>2. 及时传递无损钳;<br>3. 提前制作纱条 | 3 | 一项不合格减1分 | | |
| | 用超声刀切断肝圆韧带、镰状韧带、冠状韧带、左三角韧带,打开肝胃韧带:<br>1. 递超声刀分离及百克钳/双极止血;<br>2. 熟练掌握百克钳/双极的安装、使用方法;<br>3. 关注手术进展,提前询问医生所需物品并告知巡回护士 | 3 | 一项不合格减1分 | | |
| | 抬起左叶和方叶脏面,分离出进入肝左外叶的左肝动脉分支和左外叶的门静脉支:<br>1. 及时传递超声刀、直角钳、吸引器;<br>2. 熟知不同品牌、不同颜色(紫色、绿色或灰色)血管夹的用途;<br>3. 关注手术进展;<br>4. 提前询问医生所需物品并告知巡回护士 | 4 | 一项不合格减1分 | | |
| | 游离左肝静脉:<br>1. 及时传递超声刀、直角暴露左肝静脉;<br>2. 熟练掌握腔镜切割缝合器的使用方法;<br>3. 熟知不同品牌、不同颜色钉仓(白色钉仓)的用途;<br>4. 关注手术进展,提前询问医生所需物品并告知巡回护士。 | 4 | 一项不合格减1分 | | |
| | 切除肝左外叶和肝断面的肝内胆管:<br>1. 递超声刀分离、百克钳/双极止血和吸引器;<br>2. 及时清理百克钳/双极;<br>3. 提前准备针持及线,缝合肝断面血管、胆管;<br>4. 关注手术进展,提前询问医生所需物品并告知巡回护士 | 4 | 一项不合格减1分 | | |
| | 冲洗腹腔:<br>1. 百克钳/双极止血/电凝棒和吸引器;<br>2. 关注手术进展,提前询问医生所需物品并告知巡回护士;<br>3. 提前询问医生所需高值物品 | 3 | 一项不合格减1分 | | |

| 项目 | 考核要求 | 分值 | 扣分细则 | 扣分原因 | 得分 |
|---|---|---|---|---|---|
| 手术中（45分） | 取出标本：<br>1. 提前准备大小合适的标本袋；<br>2. 给主刀医生递两把分离钳，一助递两把无损钳，用以装标本；<br>3. 递血管夹，用以封口；<br>4. 与巡回护士清点小纱布；<br>5. 使用专用麦氏台器械（刀、皮镊、皮拉钩、弯钳、持针器、线剪）关闭腹膜；<br>6. 无接触式接标本；<br>7. 取出标本后，及时询问医生标本名称及送检情况（冰冻与病理）；<br>8. 取出标本后，提醒医生在隔离区切取标本，切取标本所用的器械不可再用；<br>9. 根据情况及时告知巡回护士填写标本袋，双人核对装袋后将标本袋放置在常规位置，对需在台上保存管理的标本定位放置 | 9 | 一项不合格减1分 | | |
| | 用腹腔镜检查肝断面、腹腔及穿刺器孔，放置引流管、止血材料，放气，拔出穿刺套管，铺置TIME OUT巾：<br>1. 整理手术用物；<br>2. 与巡回护士双人清点手术器械及物品 | 4 | 一项不合格减2分 | | |
| | 关闭腹腔：<br>1. 提前准备大皮针，用7号线固定引流管；<br>2. 提前准备胖圆针，用7号线关闭腹膜及肌肉 | 2 | 一项不合格减1分 | | |
| | 铺置TIME OUT巾：<br>1. 与巡回护士再次共同清点手术器械及物品；<br>2. 清点完毕后，及时根据手术进展情况主动配合 | 2 | 一项不合格减1分 | | |
| | 缝合皮肤：<br>1. 根据手术情况提前准备医生所需缝线（大皮针、4号线或4−0可吸收缝合线）；<br>2. 提前准备伤口敷料贴 | 2 | 一项不合格减1分 | | |
| | 粘贴伤口，撤除手术相关物品：<br>1. 撤离时遵循无菌技术操作原则；<br>2. 协助医生连接引流袋；<br>3. 协助医生撤除手术敷料 | 3 | 一项不合格减1分 | | |

续表

| 项目 | 考核要求 | 分值 | 扣分细则 | 扣分原因 | 得分 |
|---|---|---|---|---|---|
| 手术后(20分) | 手术结束后，再次与巡回护士清点器械及手术物品 | 2 | 未及时双人核对清点减2分 | | |
| | 遵循医疗废物管理原则，将锐器置于锐器盒内，将纱布置于黄色医疗垃圾袋内 | 2 | 1. 锐器未按规定处置减1分；<br>2. 纱布未按规定处置减1分 | | |
| | 确认手术患者护理记录单内容，核对无误后签字 | 4 | 1. 未核对手术患者护理记录单内容减2分；<br>2. 未签字减2分 | | |
| | 器械入筐前再次清点 | 2 | 器械入筐前未再次清点减2分 | | |
| | 器械核对无误后，将其送至后廊污染器械存放处 | 1 | 未按规定放置于污染器械存放处减1分 | | |
| | 再次与手术医生核对标本袋信息并交接标本 | 2 | 未与手术医生双人核对标本袋信息并交接标本减2分 | | |
| | 提醒医生及时送检 | 2 | 室内遗留标本减2分 | | |
| | 合理收纳超声刀手柄，将其与目镜一同归还至固定位置 | 2 | 1. 超声刀手柄未合理收纳减1分；<br>2. 目镜未合理放置减1分 | | |
| | 呼叫保洁人员，清洁室内环境 | 1 | 接台手术未及时呼叫保洁人员减1分 | | |
| | 补充次日手术所需器械、敷料及物品，并合理放置 | 2 | 1. 物品准备不充分减1分；<br>2. 物品未合理放置减1分 | | |
| 总体评价(8分) | 手术配合过程熟练，配合积极主动 | 2 | 不合格减2分 | | |
| | 及时关注手术进展 | 2 | 不合格减2分 | | |
| | 术中及时回收器械，擦拭血迹 | 2 | 不合格减2分 | | |
| | 严格执行无菌技术操作原则 | 2 | 不合格减2分 | | |
| 总分130分 | 思想品质18分合格；手术配合85分合格 | | | | |

### (二)普外专科组洗手护士考评标准

**1. 普外专科组洗手护士Ⅰ期考评标准**

| 考核节点：独立上台1周内 | | | | | |
|---|---|---|---|---|---|
| 考核人员： | | 考核时间： | 考核者： | 得分： | |

| 项目 | | 考核要求 | 分值 | 扣分细则 | 扣分原因 |
|---|---|---|---|---|---|
| 手术笔记(2分) | | 1. 手术笔记完成及时；<br>2. 书写认真、全面、重点突出 | 2 | 一项不合格减1分 | |
| 基础技能<br>(20分) | 无菌技术操作 | 1. 符合无菌技术操作流程；<br>2. 严格执行无菌技术操作 | 10 | 一项不合格减5分 | |
| | 隔离技术 | 1. 明确手术室隔离技术操作原则；<br>2. 正确执行手术隔离技术 | 10 | 一项不合格减5分 | |
| 基础设备<br>(4分) | 超声刀 | 1. 知晓超声刀的操作流程及注意事项；<br>2. 操作规范 | 2 | 一项不合格减1分 | |
| | 能量平台 | 1. 知晓能量平台的操作流程及注意事项；<br>2. 操作规范 | 2 | 一项不合格减1分 | |
| 重点环节<br>(34分) | 患者身份核查 | 1. 患者入室后，护士持病历与手术麻醉信息系统核对；<br>2. 持病历与患者腕带进行反问式核对；<br>3. 查看患者的手术标记；<br>4. 在白板上书写患者的基本信息 | 8 | 一项不合格减2分 | |
| | 正确使用<br>TIME<br>OUT巾 | 1. 使用时机合适；<br>2. 使用后及时收回；<br>3. 禁止另作他用 | 6 | 一项不合格减2分 | |
| | 物品清点 | 1. 清点时机准确；<br>2. 与巡回护士双人逐项清点、同步唱点、原位清点；<br>3. 清点时，关注重点明确；<br>4. 禁止与巡回护士以外的人员清点 | 8 | 一项不合格减2分 | |
| | 标本管理 | 1. 取出标本后，及时询问医生标本名称及送检情况(冰冻与病理)；<br>2. 根据情况及时告知巡回护士填写标本袋；<br>3. 双人核对装袋后，将标本袋放置在常规位置；<br>4. 手术结束后，与手术医生双人核对标本，无误后提醒手术医生及时送检 | 8 | 一项不合格减2分 | |
| | 手术交接 | 严格按手术室交接班SBAR流程进行交接(包括患者信息、手术器械、标本、高值物品)，对术中特殊情况另加说明 | 4 | 一项不合格减1分 | |

续表

| 项目 | | 考核要求 | 分值 | 扣分细则 | 扣分原因 |
|---|---|---|---|---|---|
| 专科手术（36分） | 物品准备 | 1. 腹腔镜腹股沟疝修补术所需物品；<br>2. 腹腔镜辅助胃癌根治术所需物品；<br>3. 腹腔镜辅助直肠癌根治术所需物品 | 36 | 一项不合格减4分 | |
| | 器械摆台 | 1. 腹腔镜腹股沟疝修补术所需器械；<br>2. 腹腔镜辅助胃癌根治术所需器械；<br>3. 腹腔镜辅助直肠癌根治术所需器械 | | | |
| | 消毒铺巾 | 1. 标准仰卧位；<br>2. "人"字分腿仰卧位；<br>3. 截石位 | | | |
| 专科要求（2分） | | 1. 正确装卸吻合器、切缝；<br>2. 正确识别手术标本的"上、下切缘" | 2 | 一项不合格减1分 | |
| 整体印象（2分） | | 1. 学习态度积极、认真、端正；<br>2. 关注手术进展情况，手术配合积极主动；<br>3. 遵循无菌技术操作原则；<br>4. 遵循垃圾分类原则 | 2 | 一项不合格减0.5分 | |

**2. 普外专科组洗手护士Ⅱ期考评标准——腹腔镜下结直肠癌根治术**

| 考核节点：腹腔镜下结直肠癌根治术洗手配合达到30例 | | | | | | |
|---|---|---|---|---|---|---|
| 考核人员： | | 考核时间： | 考核者： | | 得分： | |
| 项目 | | 考核要求 | 分值 | 扣分细则 | 扣分原因 | 得分 |
| 思想品质（30分） | 个人素养 | 1. 工作态度；<br>2. 尊重师长；<br>3. 劳动纪律 | 1~5分评级 | 每项≥3分为合格 | | |
| | 职业素养 | 1. 慎独精神；<br>2. 团队协助；<br>3. 应急能力 | | | | |
| 评估（4分） | 人员评估 | 1. 着装整齐，指甲已修剪；<br>2. 洗手衣裤符合穿衣规范 | 1 | 一项不合格减0.5分 | | |
| | 环境评估 | 1. 确认操作前已完成卫生清洁，确认操作前室内空调已开启；<br>2. 确认操作前手术间内后门已关闭 | 1 | 一项不合格减0.5分 | | |
| | 物品评估 | 1. 手术物品准备完善；<br>2. 无菌物品在有效期内 | 2 | 一项不合格减1分 | | |
| 手术前（3分） | | 术前了解患者及手术情况 | 1 | 一项不合格减1分 | | |
| | | 熟悉局部解剖及手术步骤 | 1 | 一项不合格减1分 | | |
| | | 了解手术医生的习惯 | 1 | 一项不合格减1分 | | |

| 项目 | | 考核要求 | 分值 | 扣分细则 | 扣分原因 | 得分 |
|---|---|---|---|---|---|---|
| 手术中（77分） | 基础（41） | 患者核对：<br>1. 患者入室后，护士持病历与手术麻醉信息系统核对；<br>2. 持病历与患者腕带进行反问式核对；<br>3. 查看患者的手术标记；<br>4. 在白板上书写患者的基本信息；<br>5. 核对并确认手术方式 | 10 | 1. 未核对减10分；<br>2. 未按要求核对，一项不合格减2分 | | |
| | | 铺置无菌器械台：<br>1. 接触无菌敷料包前进行快速手消毒；<br>2. 检查无菌敷料包的完整性及灭菌情况；<br>3. 按无菌原则要求，使用无菌持物钳开启无菌包；<br>4. 检查无菌敷料包内的灭菌指示卡；<br>5. 合理使用一次性物品并严格执行无菌技术操作原则 | 5 | 1. 无菌物品过期或污染不及格；<br>2. 一项不合格减1分 | | |
| | | 提前15～30 min刷手，正确执行外科手消毒 | 2 | 一项不合格减1分 | | |
| | | 规范穿无菌手术衣，无接触戴手套 | 2 | 一项不合格减1分 | | |
| | | 规范器械摆台，整理一次性用物，台面平整 | 2 | 一项不合格减1分 | | |
| | | 规范物品清点：<br>1. 双人同步唱点；<br>2. 检查器械完整性（包括腔镜器械、穿刺器、气腹针、腹纱、小纱布、缝针等）；<br>3. 在摆放体位前完成清点 | 12 | 1. 术后发现清点有误为不及格；<br>2. 未按要求清点，一项不合格减4分 | | |
| | | 规范铺巾，协助手术医生穿无菌手术衣和戴手套 | 2 | 一项不合格减1分 | | |
| | | 铺置 TIME OUT 巾，与巡回护士、手术医生、麻醉医生共同完成核查（患者信息及手术部位） | 4 | 一项不合格减2分 | | |
| | | 连接各种导线：<br>1. 熟练掌握各导线固定位置；<br>2. 收纳袋固定位置合适 | 2 | 一项不合格减1分 | | |

| 项目 | | 考核要求 | 分值 | 扣分细则 | 扣分原因 | 得分 |
|---|---|---|---|---|---|---|
| 手术中<br>（77分） | 专科 | 协助手术医生建立操作孔：<br>1. 掌握主刀医生、助手及洗手护士站位。<br>2. 正确摆放主器械台、辅器械台。<br>3. 掌握操作孔的数量、位置：5孔法（脐上观察 10 mm 或 12 mm；主操作孔位于麦氏点 12 mm 和脐右侧 5 mm；助手操作孔位于脐左侧 5 mm 或 12 mm 和左髂区平麦氏点 5 mm）。<br>4. 掌握穿刺器的型号选择 | 4 | 一项不合格减1分 | | |
| | | 探查腹腔：<br>1. 递给主刀鸭嘴无损钳和超声刀；<br>2. 递给助手短直无损钳和长无损钳 | 2 | 一项不合格减1分 | | |
| | | 处理肠系膜下血管：<br>1. 游离乙状结肠系膜，放入腔纱条 1 块，以备暴露、分离、止血（递器械同探查使用器械）所需；<br>2. 裸露肠系膜根部血管，清除 No.253 淋巴结；<br>3. 用 3 颗 Hem-o-lok 夹（紫）夹闭肠系膜下动脉，用超声刀离断；<br>4. 用 2 颗 Hem-o-lok 夹（紫）夹闭肠系膜下静脉，用超声刀离断 | 4 | 一项不合格减1分 | | |
| | | 游离降结肠、乙状结肠：递器械同上，备 1 或 2 块腔纱条 | 1 | 不合格减1分 | | |
| | | 裸露、离断直肠：<br>1. 了解裸露直肠的步骤（直肠后间隙—直肠前壁—直肠左侧旁沟—直肠右侧旁沟），备鞋带，悬吊肠管，以便裸露。<br>2. 正确安装直线切割闭合器，离断直肠。<br>3. 了解切除范围（中高位直肠癌远端切缘距肿瘤≥5 cm；低位直肠癌远端切缘距肿瘤≥2 cm；新辅助治疗的中低位直肠癌，远端切缘距离肿瘤≥1 cm，且冰冻切缘为阴性）。<br>4. 提前准备冲洗管路，用 43 ℃左右的注射用水 1000 mL 进行腹腔冲洗。<br>5. 递弹簧抓钳并夹持断端肠管，将标本取出 | 5 | 一项不合格减1分 | | |
| | | 消化道重建：<br>1. 提前准备开腹器械，协助手术医生在脐下或耻骨联合上方做 4～5 cm 长的切口或延长左侧； | | 一项不合格减1分 | | |

| 项目 | | 考核要求 | 分值 | 扣分细则 | 扣分原因 | 得分 |
|---|---|---|---|---|---|---|
| 手术中<br>(77分) | 专科 | 2. 递80 mm切口保护圈保护切口，近端肠管取出后递腹纱包裹；<br>3. 游离近端肠管，离断系膜，用4♯丝线结扎，递荷包钳、荷包线，于肿瘤10~15 cm处钳夹并切断肠管，消毒后置入吻合器钉帽，打结，修整（递血管镊和电刀给主刀医生，剔除多余的脂肪组织）；<br>4. 提前准备下段消毒器械、消毒显影小纱布5块，指导手术医生规范消毒，将消毒纱布置入黄色污物桶内，用后及时清点；<br>5. 提前准备1只无菌手套和1把中弯钳，协助手术医生重建气腹；<br>6. 递给主刀医生2把短无损钳，递给助手长无损钳，用以摆顺肠管，准备夹持器，夹持钉帽，准备石蜡油，润滑吻合器，协助手术医生进行端端吻合 | 6 | 一项不合格减1分 | | |
| | | 关闭腹腔前：<br>1. 冲洗、放置引流管，准备化疗药物及止血物品；<br>2. 整理、收回不用的手术器械，准备进行清点；<br>3. 准备关闭腹腔器械 | 3 | 一项不合格减1分 | | |
| | | 关闭腹腔：<br>1. 关闭腹腔前、关闭腹腔后分别铺置TIME OUT巾(4分)；<br>2. 清点及时、规范，检查器械完整性；<br>3. 注意特殊物品（如石蜡油、钉仓、穿刺器、标本袋等）的清点 | 8 | 一项不合格减2分 | | |
| | | 关闭腹腔后：<br>1. 提前准备伤口敷料；<br>2. 缝合皮肤后物品整理完毕，进行清点；<br>3. 指导手术医生规范放置手术敷料 | 3 | 一项不合格减1分 | | |
| 手术后(10分) | | 术后器械规范清点、装框，放置器械卡，规范下送 | 1 | 一项不合格减0.5分 | | |
| | | 与手术医生核对标本数量及信息，促其送检 | 5 | 未核对减5分 | | |
| | | 纱布清点后全部放入黄色垃圾袋内 | 1 | 不合格减1分 | | |
| | | 规范处理利器 | 1 | 不合格减1分 | | |
| | | 确认手术患者护理记录单并签字 | 1 | 不合格减1分 | | |
| | | 规范下送目镜及超声刀手柄 | 1 | 不合格减1分 | | |

| 项目 | | 考核要求 | 分值 | 扣分细则 | 扣分原因 | 得分 |
|---|---|---|---|---|---|---|
| 整体评价(6分) | | 术中熟知器械、敷料使用的数量及部位,及时关注手术进展 | 1 | 一项不合格减 0.5 分 | | |
| | | 术中严格执行隔离技术 | 1 | 不合格减 1 分 | | |
| | | 随时保持手术台无菌、干燥、整洁 | 1 | 不合格减 1 分 | | |
| | | 及时收回用过的器械,擦拭血迹,防止掉落 | 1 | 一项不合格减 0.5 分 | | |
| | | 妥善保管和使用精密器械,提醒术者正确、安全地使用 | 1 | 不合格减 1 分 | | |
| | | 手术交接规范、全面 | 1 | 不合格减 1 分 | | |
| 总分130分 | | 思想品质 18 分合格;手术配合 85 分合格 | | | | |

## (三)泌外专科组洗手护士考评标准

### 1. 泌外专科组洗手护士 I 期考评标准

| 考核节点:独立上台 1 周内 | | | | | |
|---|---|---|---|---|---|
| 考核人员: | 考核时间: | | 考核者: | 得分: | |

| 项目 | | 考核要求 | 分值 | 扣分细则 | 扣分原因 |
|---|---|---|---|---|---|
| 手术笔记(4分) | | 1. 手术笔记完成及时;<br>2. 书写认真、全面、重点突出 | 4 | 一项不合格减 2 分 | |
| 基础技能(20分) | 无菌技术操作 | 1. 符合无菌技术操作流程;<br>2. 严格执行无菌技术操作 | 10 | 一项不合格减 5 分 | |
| | 隔离技术 | 1. 明确手术室隔离技术操作原则;<br>2. 正确执行手术隔离技术 | 10 | 一项不合格减 5 分 | |
| 基础设备(4分) | 超声刀 | 1. 知晓超声刀的操作流程及注意事项;<br>2. 操作规范 | 2 | 一项不合格减 1 分 | |
| | 腔镜设备 | 1. 知晓腔镜设备的操作流程及注意事项;<br>2. 操作规范 | 2 | 一项不合格减 1 分 | |
| 重点环节(34分) | 患者身份核查 | 1. 患者入室后,护士持病历与手术麻醉信息系统核对;<br>2. 持病历与患者腕带进行反问式核对;<br>3. 查看患者的手术标记;<br>4. 在白板上书写患者的基本信息 | 8 | 一项不合格减 2 分 | |
| | 正确使用TIME OUT 巾 | 1. 使用时机合适;<br>2. 使用后及时收回;<br>3. 禁止另作他用 | 6 | 一项不合格减 2 分 | |
| | 物品清点 | 1. 清点时机准确;<br>2. 与巡回护士双人逐项清点、同步唱点、原位清点;<br>3. 清点时,关注重点明确;<br>4. 禁止与巡回护士以外人员清点 | 8 | 一项不合格减 2 分 | |

续表

| 项目 | | 考核要求 | 分值 | 扣分细则 | 扣分原因 |
|---|---|---|---|---|---|
| 重点环节（34分） | 标本管理 | 1. 取出标本后，及时询问医生标本名称及送检情况（冰冻与病理）；<br>2. 根据情况及时告知巡回护士填写标本袋；<br>3. 双人核对装袋后，将标本袋放置在常规位置；<br>4. 手术结束后，与手术医生双人核对标本，无误后提醒医生及时送检 | 8 | 一项不合格减2分 | |
| | 手术交接 | 严格按手术室交接班SBAR流程进行交接（包括患者信息、手术器械、标本、高值物品），对术中特殊情况另加说明 | 4 | 一项不合格减1分 | |
| 专科手术（30分） | 物品准备 | 1. 后腹腔镜根治性肾切除术所需物品；<br>2. 后腹腔镜肾部分切除术所需物品 | 30 | 一项不合格减5分 | |
| | 器械摆台 | 1. 后腹腔镜根治性肾切除术所需器械；<br>2. 后腹腔镜肾部分切除术所需器械 | | | |
| | 消毒铺巾 | 1. 泌尿外科侧卧位；<br>2. 截石位 | | | |
| 专科要求（4分） | | 1. 掌握后腹腔镜术中止血时气腹压力的要求；<br>2. 注意球囊扩张器的配件清点 | 4 | 一项不合格减2分 | |
| 整体印象（4分） | | 1. 学习态度积极、认真、端正；<br>2. 关注手术进展情况，手术配合积极主动；<br>3. 遵循无菌技术操作原则；<br>4. 遵循垃圾分类原则 | 4 | 一项不合格减1分 | |

**2. 泌外专科组洗手护士Ⅱ期考评标准——后腹腔镜下肾癌根治术**

| 考核节点：后腹腔镜下肾癌根治术洗手配合达到30例 | | | | | | |
|---|---|---|---|---|---|---|
| 考核人员： | | 考核时间： | 考核者： | | 得分： | |

| 项目 | | 考核要求 | 分值 | 扣分细则 | 扣分原因 | 得分 |
|---|---|---|---|---|---|---|
| 思想品质（30分） | 个人素养 | 1. 工作态度；<br>2. 尊重师长；<br>3. 劳动纪律 | 1～5分评级 | 每项≥3分为合格 | | |
| | 职业素养 | 1. 慎独精神；<br>2. 团队协助；<br>3. 应急能力 | | | | |
| 评估（2分） | 自身评估 | 1. 着装整齐，指甲已修剪；<br>2. 洗手衣裤符合穿衣规范 | 1 | 1. 指甲未修剪减0.5分；<br>2. 穿衣不符合手术室护士穿衣规范减0.5分 | | |

续表

| 项目 | | 考核要求 | 分值 | 扣分细则 | 扣分原因 | 得分 |
|---|---|---|---|---|---|---|
| 评估(2分) | 环境评估 | 1. 确认操作前已完成卫生清洁，确认操作前室内空调已开启；<br>2. 确认操作前手术间内后门已关闭 | 1 | 一项不合格减0.5分 | | |
| 手术前(25分) | | 术前了解当日配合手术患者情况（患者有无特殊情况及患者的手术方式）及医生对该手术的特殊要求，并熟悉局部解剖和手术步骤 | 1 | 1. 不清楚患者的手术方式减0.5分；<br>2. 未了解患者的特殊情况减0.5分 | | |
| | | 按手术通知单准备手术所需器械及物品，进入室内并开启室内电脑 | 1 | 1. 物品准备不充分减0.5分；<br>2. 未开启电脑减0.5分 | | |
| | | 患者核对：<br>1. 患者入室后，护士持病历与手术麻醉信息系统核对；<br>2. 持病历与患者腕带反问式核对；<br>3. 查看患者的手术标记；<br>4. 在白板上书写患者的基本信息；<br>5. 再次核对手术方式是否更改 | 5 | 一项不合格减1分 | | |
| | | 开启无菌敷料包：<br>1. 检查无菌敷料包的完整性及灭菌情况；<br>2. 接触无菌敷料包前进行快速手消毒；<br>3. 按无菌原则要求，用无菌持物钳开启敷料包；<br>4. 检查无菌敷料包内的消毒灭菌指示卡；<br>5. 合理使用一次性物品并严格执行无菌技术操作原则 | 5 | 一项不合格减1分 | | |
| | | 洗手护士提前15～30 min按外科刷手规范刷手上台 | 1 | 未按规定时间刷手减1分 | | |
| | | 按规范穿手术衣、戴手套。 | 1 | 一项不合格减0.5分 | | |
| | | 1. 规范摆放手术器械及敷料台，整理一次性物品，台面平整；<br>2. 与巡回护士双人唱点器械并检查其完整性 | 4 | 1. 器械台整理不规范减2分；<br>2. 清点器械不规范减2分 | | |
| | | 协助医生严格按照要求规范消毒、铺置无菌单（严禁铺置第1层无菌单的医生继续铺置剩余敷料），协助医生规范穿好手术衣 | 2 | 1. 未按规定铺置无菌单减1分；<br>2. 未协助医生穿好手术衣减1分 | | |

| 项目 | 考核要求 | 分值 | 扣分细则 | 扣分原因 | 得分 |
|---|---|---|---|---|---|
| 手术前(25分) | 铺置 TIME OUT 巾,与巡回护士、手术医生、麻醉医生共同完成核查(患者信息及手术部位) | 2 | 1. 未铺置 TIME OUT 巾减 1 分;<br>2. 未主持三方共同核查减 1 分 | | |
| | 及时连接各种电外科系统:<br>1. 熟练掌握镜头及光源线的连接方法;<br>2. 提前准备器械收纳袋;<br>3. 固定位置合适 | 3 | 一项不合格减 1 分 | | |
| 手术中(45分) | 协助医生建立后腹膜间隙:<br>1. 递 11♯ 刀片,切开皮肤,递直血管钳,钝性穿透腰肌并进入腰方肌、斜方肌;<br>2. 递球囊扩张器、50 mL 注射器,扩张腹膜外间隙,递 10 mm 穿刺器 | 4 | 未及时传递手术器械减 2 分 | | |
| | 建立操作孔:<br>1. 主动加热镜头;<br>2. 及时传递直钳;<br>3. 递 2 个 12 mm 穿刺器 | 3 | 一项不合格减 1 分 | | |
| | 分离腹膜外脂肪,剪开肾周筋膜,沿腰大肌表面游离至肾门部,游离出左肾动脉:<br>1. 递超声刀、无损钳,游离;<br>2. 术中排放术野烟雾;<br>3. 递紫色血管夹 3 个 | 3 | 一项不合格减 1 分 | | |
| | 继续游离出左肾静脉,当见其为 2 支时,用灰血管夹阻断:<br>1. 及时传递超声刀;<br>2. 术中排放术野烟雾;<br>3. 关注手术进展,递灰血管夹 | 3 | 一项不合格减 1 分 | | |
| | 游离出输尿管上段,在可及的最低处用紫血管夹阻断并剪断:<br>1. 及时传递超声刀或腔镜剪刀;<br>2. 处理超声刀焦痂;<br>3. 关注手术进展,递紫色血管夹 | 3 | 一项不合格减 1 分 | | |
| | 沿肾周脂肪囊外自然间隙游离肾脏,与周围组织离断,完全游离后将肾脏装入标本袋中,暂置后腹腔:<br>1. 及时传递超声刀;<br>2. 递中号标本袋,用其装肾脏(根据医生喜好也可用腔镜保护套) | 2 | 一项不合格减 1 分 | | |

续表

| 项目 | 考核要求 | 分值 | 扣分细则 | 扣分原因 | 得分 |
|---|---|---|---|---|---|
| 手术中(45 分) | 清扫肾门淋巴结:<br>1. 递超声刀;<br>2. 接取淋巴结时注意遵循无瘤原则(也可能没有淋巴结) | 2 | 1. 未积极主动配合减 1 分;<br>2. 未按无瘤原则操作减 2 分 | | |
| | 取肾脏,取出腋前线穿刺器并纵向扩大切口约 6 cm,将肾脏取出:<br>1. 递刀片;<br>2. 给主刀医生递 2 把弯钳,用以扩切口;<br>3. 递电刀,用以进行伤口止血 | 3 | 一项不合格减 1 分 | | |
| | 按层次关闭切口并再次放入穿刺器:<br>1. 递针线,用以关闭切口,再次放入穿刺器;<br>2. 递布巾钳,用以夹住切口、防止漏气 | 4 | 一项不合格减 2 分 | | |
| | 检查创面、止血、放引流管:<br>1. 清理出体腔内的小纱布;<br>2. 递止血材料、引流管;<br>3. 归整物品 | 5 | 1. 第 1、3 项不合格减 2 分<br>2. 第 2 项不合格减 1 分 | | |
| | 铺置 TIME OUT 巾(关闭体腔前):<br>1. 整理手术用物;<br>2. 与巡回护士双人清点手术器械及物品 | 4 | 一项不合格减 2 分 | | |
| | 间断缝合各穿刺孔深筋膜、皮下组织:<br>1. 根据患者情况提前准备所需缝针;<br>2. 拔出穿刺套管之后立即检查穿刺器的完整性;<br>3. 铺置 TIME OUT 巾,再次清点 | 6 | 一项不合格减 2 分 | | |
| | 缝合皮肤,粘贴伤口,撤除手术相关物品:<br>1. 撤离时遵循无菌技术操作原则;<br>2. 协助医生连接引流袋;<br>3. 协助医生撤除相关手术物品 | 3 | 一项不合格减 1 分 | | |
| 手术后(20 分) | 手术结束后,再次与巡回护士清点器械及手术物品 | 2 | 未及时双人清点减 2 分 | | |
| | 遵循医疗废物管理原则,锐器置于锐器盒内,纱布置于黄色医疗垃圾袋内 | 2 | 1. 锐器未按规定处置减 1 分;<br>2. 纱布未按规定处置减 1 分 | | |
| | 确认手术患者护理记录单的内容,核对无误后签字 | 4 | 1. 未核对手术患者护理记录单的内容减 2 分;<br>2. 未签字减 2 分 | | |

| 项目 | 考核要求 | 分值 | 扣分细则 | 扣分原因 | 得分 |
|---|---|---|---|---|---|
| 手术后(20分) | 器械入筐前再次清点 | 2 | 器械入筐前未再次清点减2分 | | |
| | 器械核对无误后，将其送至后廊污染器械存放处 | 1 | 未按规定放置污染器械减1分 | | |
| | 再次与手术医生核对标本袋信息并交接标本 | 2 | 未与手术医生双人核对标本袋信息并交接标本减2分 | | |
| | 提醒医生及时送检 | 2 | 室内遗留标本减2分 | | |
| | 合理收纳超声刀手柄，将其与目镜一同归还至固定位置 | 2 | 1. 超声刀手柄未合理收纳减1分；2. 目镜未合理放置减1分 | | |
| | 呼叫保洁人员，清洁室内 | 1 | 接台手术未及时呼叫保洁人员减1分 | | |
| | 补充次日手术所需器械、敷料及物品，并合理放置 | 2 | 1. 物品准备不充分减1分；2. 物品未合理放置减1分 | | |
| 总体评价(8分) | 手术配合过程熟练，配合积极主动 | 2 | 不合格减2分 | | |
| | 及时关注手术进展 | 2 | 不合格减2分 | | |
| | 术中及时回收器械、擦拭血迹 | 2 | 不合格减2分 | | |
| | 严格执行无菌技术操作原则 | 2 | 不合格减2分 | | |
| 总分130分 | 思想品质18分合格；手术配合85分合格 | | | | |

## (四)妇产专科组洗手护士考评标准

### 1. 妇产专科组洗手护士Ⅰ期考评标准

| 考核节点：独立上台1周内 | | | | | |
|---|---|---|---|---|---|
| 考核人员： | | 考核时间： | 考核者： | 得分： | |
| 项目 | | 考核要求 | 分值 | 扣分细则 | 扣分原因 |
| 手术笔记(2分) | | 1. 手术笔记完成及时；2. 书写认真、全面、重点突出 | 2 | 一项不合格减1分 | |
| 基础技能(20分) | 无菌技术操作 | 1. 符合无菌技术操作流程；2. 严格执行无菌技术操作 | 10 | 一项不合格减5分 | |
| | 隔离技术 | 1. 明确手术室隔离技术操作原则；2. 正确执行手术隔离技术 | 10 | 一项不合格减5分 | |

| 项目 | | 考核要求 | 分值 | 扣分细则 | 扣分原因 |
|---|---|---|---|---|---|
| 基础设备（6分） | 超声刀 | 1. 知晓超声刀的操作流程及注意事项；<br>2. 操作规范 | 2 | 一项不合格减1分 | |
| | 双极 | 1. 知晓双极的操作流程及注意事项；<br>2. 操作规范 | 2 | 一项不合格减1分 | |
| | 腔镜设备 | 1. 知晓腔镜设备的操作流程及注意事项；<br>2. 操作规范 | 2 | 一项不合格减1分 | |
| 重点环节（34分） | 患者身份核查 | 1. 在患者入室后，护士持病历与手术麻醉信息系统核对；<br>2. 持病历与患者腕带进行反问式核对；<br>3. 查看患者的手术标记；<br>4. 在白板上书写患者的基本信息 | 8 | 一项不合格减2分 | |
| | 正确使用TIME OUT 巾 | 1. 使用时机合适；<br>2. 使用后及时收回；<br>3. 禁止另作他用 | 6 | 一项不合格减2分 | |
| | 物品清点 | 1. 清点时机准确；<br>2. 与巡回护士双人逐项清点、同步唱点、原位清点；<br>3. 清点时，关注重点明确；<br>4. 禁止与巡回护士以外人员清点 | 8 | 一项不合格减2分 | |
| | 标本管理 | 1. 取出标本后，及时询问医生标本的名称及送检情况（冰冻与病理）；<br>2. 根据情况及时告知巡回护士填写标本袋；<br>3. 双人核对装袋后，将标本袋放置在常规位置；<br>4. 手术结束后，与手术医生双人核对标本，无误后提醒医生及时送检 | 8 | 一项不合格减2分 | |
| | 手术交接 | 严格按手术室交接班 SBAR 流程进行交接（包括患者信息、手术器械、标本、高值物品），对术中特殊情况另加说明 | 4 | 一项不合格减1分 | |
| 专科手术（32分） | 物品准备 | 1. 腔镜下子宫切除术所需用物；<br>2. 开腹子宫肌瘤核除术所需用物；<br>3. 开腹广泛全子宫切除＋盆腔淋巴结清扫术所需用物 | 32 | 一项不合格减4分 | |
| | 器械摆台 | 1. 腔镜下子宫切除术所需器械；<br>2. 开腹全子宫除术所需器械；<br>3. 开腹广泛全子宫切除＋盆腔淋巴结清扫术所需器械 | | | |
| | 消毒铺巾 | 1. 标准仰卧位；<br>2. 截石位 | | | |

| 项目 | 考核要求 | 分值 | 扣分细则 | 扣分原因 |
|---|---|---|---|---|
| 专科要求<br>（4分） | 1. 物品准备充分，隔离区域明确；<br>2. 对隔离技术整体把握精准、流程熟练；<br>3. 隔离后处置符合要求；<br>4. 标本接取、管理符合要求 | 4 | 一项不合格减1分 | |
| 整体印象<br>（2分） | 1. 学习态度积极、认真、端正；<br>2. 关注手术进展情况，手术配合积极主动；<br>3. 遵循无菌技术操作原则；<br>4. 遵循垃圾分类原则 | 2 | 一项不合格减0.5分 | |

**2. 妇产专科组洗手护士Ⅱ期考评标准——开腹广泛性子宫切除＋盆腔淋巴结清扫术**

| 考核节点：开腹广泛性子宫切除＋盆腔淋巴结清扫术洗手配合达到30例 | | | | | | |
|---|---|---|---|---|---|---|
| 考核人员： | 考核时间： | | 考核者： | | 得分： | |

| 项目 | | 考核要求 | 分值 | 扣分细则 | 扣分原因 | 得分 |
|---|---|---|---|---|---|---|
| 思想品质<br>（30分） | 个人素养 | 1. 工作态度；<br>2. 尊重师长；<br>3. 劳动纪律 | 1～5分评级 | 每项≥3分为合格 | | |
| | 职业素养 | 1. 慎独精神；<br>2. 团队协助；<br>3. 应急能力 | | | | |
| 评估<br>（4分） | 自身评估 | 1. 着装整齐，指甲已修剪；<br>2. 洗手衣裤符合穿衣规范 | 2 | 一项不合格减1分 | | |
| | 环境评估 | 1. 确认操作前已完成卫生清洁，核对室内温、湿度适宜；<br>2. 确认操作前手术间内后门已关闭 | 2 | 一项不合格减1分 | | |
| 手术前（23分） | | 术前了解当日配合手术患者的情况（患者有无特殊情况及患者的手术方式）及医生对该手术的特殊要求，并熟悉局部解剖和手术步骤 | 1 | 1. 不清楚患者的手术方式减0.5分；<br>2. 未了解患者的特殊情况减0.5分 | | |
| | | 按手术通知单准备手术所需器械及物品，进入室内并开启室内电脑 | 1 | 1. 物品准备不充分减0.5分；<br>2. 未开启电脑减0.5分 | | |
| | | 患者核对：<br>1. 患者入室后，护士持病历与手术麻醉信息系统核对；<br>2. 持病历与患者腕带反问式核对；<br>3. 查看患者手术标记；<br>4. 再次核对手术方式是否更改 | 4 | 一项不合格减1分 | | |

| 项目 | 考核要求 | 分值 | 扣分细则 | 扣分原因 | 得分 |
|---|---|---|---|---|---|
| 手术前(23分) | 开启无菌敷料包：<br>1. 检查无菌敷料包的完整性及灭菌情况；<br>2. 接触无菌敷料包前进行快速手消毒；<br>3. 按无菌原则要求，用无菌持物钳开启敷料包；<br>4. 检查无菌敷料包内的消毒灭菌指示；<br>5. 合理使用一次性物品并严格执行无菌技术操作原则 | 5 | 一项不合格减1分 | | |
| | 洗手护士提前15～30 min 按外科刷手规范刷手上台 | 1 | 未按规定时间刷手减1分 | | |
| | 按规范穿手术衣、戴手套 | 1 | 一项不合格减0.5分 | | |
| | 规范摆放手术器械及敷料台，整理一次性物品，台面平整；与巡回护士双人唱点器械并检查其完整性 | 4 | 1. 器械台整理不规范减2分；<br>2. 清点器械不规范减2分 | | |
| | 协助医生严格按照要求规范消毒、铺置无菌单(严禁铺置第1层无菌单的医生继续铺置剩余敷料)，协助医生规范穿好手术衣 | 2 | 1. 未按规定铺置无菌单减1分；<br>2. 未协助医生穿好手术衣减1分 | | |
| | 1. 协助医生消毒铺巾；<br>2. 及时连接电外科系统 | 2 | 一项不合格减1分 | | |
| | 铺置 TIME OUT 巾，与巡回护士、手术医生、麻醉医生共同完成核查(患者信息及手术部位) | 2 | 1. 未铺置 TIME OUT 巾减1分；<br>2. 未主持三方核查减1分 | | |
| 手术中(45分) | 协助医生建立手术切口：<br>1. 固定电刀及吸引器；<br>2. 及时传递手术器械；<br>3. 建立隔离区域 | 4 | 1. 未及时传递手术器械减1.5分；<br>2. 未铺隔离区域减1.5分；<br>3. 未固定电刀减1分 | | |
| | 探查腹腔：<br>1. 在麦氏台铺置垃圾袋后加盖手巾并备好4#、7#钳线；<br>2. 准备纱布卷4个(提前准备下子宫包) | 2 | 一项不合格减1分 | | |
| | 排垫肠管、牵拉子宫：<br>1. 递切口保护圈，用大弯钳夹持子宫；<br>2. 递备好的纱布卷以及自动拉钩 | 2 | 一项不合格减1分 | | |

| 项目 | 考核要求 | 分值 | 扣分细则 | 扣分原因 | 得分 |
|---|---|---|---|---|---|
| 手术中(45分) | 处理韧带：<br>1. 递弯钳，提圆韧带(备剪刀缝线)；<br>2. 递弯钳，夹骨盆漏斗韧带(备剪刀缝线) | 2 | 一项不合格减1分 | | |
| | 盆腔淋巴结清扫：<br>1. 暴露髂动脉及髂内、外动脉；<br>2. 清扫淋巴结；<br>3. 隔离要点(固定器械及用纱布接取淋巴结，放置于固定位置；接淋巴结的纱布用后弃去) | 6 | 一项不合格减1.5分 | | |
| | 分离血管、游离输尿管间隙：<br>1. 递直扣钳、弯扣钳，钳夹动脉、静脉血管；递22♯刀片，离断血管。<br>2. 动、静脉血管缝扎，递圆针10♯线、7♯线缝扎。<br>3. 递直角钳、镊子，游离输尿管隧道 | 7 | 一项不合格减1分 | | |
| | 切子宫消毒残端、缝合止血隔离的要点：<br>1. 保护：将下子宫包展开于切口至麦氏台，保护切口周围。<br>2. 隔离：将接标本后的标本盘放置于铺好的隔离区。<br>3. 缝合：缝合阴道残端后撤掉下子宫包。<br>4. 即撤：立即撤下麦氏台上所有的物品，包括擦拭器械的纱布及手巾等。<br>5. 冲洗：用温灭菌用水冲洗术野。<br>6. 更换：更换污染的手套、器械、腹纱。<br>7. 重置：麦氏台及切口周围重铺无菌单后，上无菌区的器械 | 7 | 一项不合格减1分 | | |
| | 放置引流管及告知所需物品：<br>1. 提前询问并准备医生所需的引流管及高值物品；<br>2. 妥善保管麦氏台上的高值物品，与巡回护士核对高值物品及配件，弃去不需要的保护配件 | 2 | 一项不合格减1分 | | |
| | 铺置 TIME OUT 巾：<br>1. 整理手术用物；<br>2. 与巡回护士双人清点手术器械及物品 | 4 | 一项不合格减2分 | | |

| 项目 | 考核要求 | 分值 | 扣分细则 | 扣分原因 | 得分 |
|---|---|---|---|---|---|
| 手术中(45分) | 关闭腹腔:<br>1. 提前准备大皮针 7♯线固定引流管;<br>2. 提前准备大圆针 7♯线关闭腹腔 | 2 | 一项不合格减1分 | | |
| | 铺置 TIME OUT 巾:<br>1. 与巡回护士再次共同清点手术器械及物品;<br>2. 清点完毕后,及时根据手术进展情况主动配合 | 2 | 一项不合格减1分 | | |
| | 缝合皮肤:<br>1. 根据手术情况提前准备医生所需缝线;<br>2. 提前准备伤口敷料贴 | 2 | 一项不合格减1分 | | |
| | 粘贴伤口,撤除手术相关物品:<br>1. 撤离时遵循无菌技术操作原则;<br>2. 协助医生连接盆腔引流袋;<br>3. 协助医生撤除手术敷料 | 3 | 一项不合格减1分 | | |
| 手术后(20分) | 手术结束后,与巡回护士进行第4次器械及手术物品清点 | 2 | 未及时双人核对清点减2分 | | |
| | 遵循医疗废物管理原则,将锐器置于锐器盒内,将纱布置于黄色医疗垃圾袋内 | 2 | 1. 锐器未按规定处置减1分;<br>2. 纱布未按规定处置减1分 | | |
| | 确认手术患者护理记录单的内容,核对无误后签字 | 2 | 1. 未核对手术患者护理记录单的内容减1分;<br>2. 未签字减1分 | | |
| | 器械入筐前再次清点 | 2 | 器械入筐前未再次清点减2分 | | |
| | 器械核对无误后,将其送至后廊污染器械存放处 | 1 | 未按规定放置污染器械减1分 | | |
| | 再次与手术医生核对标本信息并交接标本 | 4 | 未双人核对标本袋信息并交接标本减4分 | | |
| | 提醒医生及时送检 | 2 | 室内遗留标本减2分 | | |
| | 合理收纳超声刀手柄,将其与目镜一同归还至固定位置 | 2 | 1. 未合理收纳减1分;<br>2. 目镜未合理放置减1分 | | |

| 项目 | 考核要求 | 分值 | 扣分细则 | 扣分原因 | 得分 |
|---|---|---|---|---|---|
| 手术后(20分) | 呼叫保洁人员，清洁室内 | 1 | 接台手术未及时呼叫保洁人员减1分 | | |
| | 补充次日手术所需器械、敷料及物品，并合理放置 | 2 | 1. 物品准备不充分减1分；<br>2. 物品未合理放置减1分 | | |
| 总体评价(8分) | 手术配合过程熟练，配合积极主动 | 2 | 不合格减2分 | | |
| | 及时关注手术进展 | 2 | 不合格减2分 | | |
| | 术中及时回收器械，擦拭血迹 | 2 | 不合格减2分 | | |
| | 严格执行无菌技术操作原则 | 2 | 不合格减2分 | | |
| 总分130分 | 思想品质18分合格；手术配合85分合格 | | | | |

## (五)胸外专科组洗手护士考评标准

### 1. 胸外专科组洗手护士Ⅰ期考评标准

| 考核节点：独立上台1周内 | | | | |
|---|---|---|---|---|
| 考核人员： | 考核时间： | 考核者： | 得分： | |

| 项目 | | 考核要求 | 分值 | 扣分细则 | 扣分原因 |
|---|---|---|---|---|---|
| 手术笔记(2分) | | 1. 手术笔记完成及时；<br>2. 书写认真、全面、重点突出 | 2 | 一项不合格减1分 | |
| 基础技能<br>(20分) | 无菌技术操作 | 1. 符合无菌技术操作流程；<br>2. 严格执行无菌技术操作 | 10 | 一项不合格减5分 | |
| | 隔离技术 | 1. 明确手术室隔离技术操作原则；<br>2. 正确执行手术隔离技术 | 10 | 一项不合格减5分 | |
| 基础设备<br>(4分) | 输血加温仪器 | 1. 知晓输血加温仪器的操作流程及注意事项；<br>2. 操作规范 | 2 | 一项不合格减1分 | |
| | 暖风机 | 1. 知晓暖风机的操作流程及注意事项；<br>2. 操作规范 | 2 | 一项不合格减1分 | |
| 重点环节<br>(34分) | 患者身份核查 | 1. 患者入室后，护士持病历与手术麻醉信息系统核对；<br>2. 持病历与患者腕带进行反问式核对；<br>3. 查看患者的手术标记；<br>4. 在白板上书写患者的基本信息 | 8 | 一项不合格减2分 | |
| | 正确使用TIME OUT巾 | 1. 使用时机合适；<br>2. 使用后及时收回；<br>3. 禁止另作他用 | 6 | 一项不合格减2分 | |

续表

| 项目 | | 考核要求 | 分值 | 扣分细则 | 扣分原因 |
|---|---|---|---|---|---|
| 重点环节<br>(34分) | 物品清点 | 1. 清点时机准确;<br>2. 与巡回护士双人逐项清点、同步唱点、原位清点;<br>3. 清点时,关注重点明确;<br>4. 禁止与巡回护士以外人员清点 | 8 | 一项不合格减2分 | |
| | 标本管理 | 1. 取出标本后,及时询问医生标本名称及送检情况(冰冻与病理);<br>2. 根据情况及时告知巡回护士填写标本袋;<br>3. 双人核对装袋后,将标本袋放置在常规位置;<br>4. 手术结束后,与手术医生双人核对标本,无误后提醒医生及时送检 | 8 | 一项不合格减2分 | |
| | 手术交接 | 严格按手术室交接班SBAR流程进行交接(包括患者信息、手术器械、标本、高值物品),对术中特殊情况另加说明 | 4 | 一项不合格减1分 | |
| 专科手术<br>(30分) | 物品准备 | 1. 胸腔镜下肺癌根治术所需物品;<br>2. 腔镜辅助颈胸腹联合三切口食管癌根治术所需物品 | 30 | 一项不合格减5分 | |
| | 器械摆台 | 1. 胸腔镜下肺癌根治术所需器械;<br>2. 腔镜辅助颈胸腹联合三切口食管癌根治术所需器械 | | | |
| | 消毒铺巾 | 1. 标准侧卧位;<br>2. 头后仰"人"字分腿位 | | | |
| 专科要求<br>(6分) | | 1. 正确装卸切割缝合器;<br>2. 掌握各型钉仓的规格、型号及使用范围;<br>3. 熟练掌握三切口食管癌的配合流程 | 6 | 一项不合格减2分 | |
| 整体印象<br>(4分) | | 1. 学习态度积极、认真、端正;<br>2. 关注手术进展情况,手术配合积极主动;<br>3. 遵循无菌技术操作原则;<br>4. 遵循垃圾分类原则 | 4 | 一项不合格减1分 | |

**2. 胸外专科组洗手护士Ⅱ期考评标准——胸腔镜下肺癌根治术**

| 考核节点：胸腔镜下肺癌根治术洗手配合达到 30 例 | | | | | | |
|---|---|---|---|---|---|---|
| 考核人员： | | 考核时间： | 考核者： | | 得分： | |
| 项目 | | 考核要求 | 分值 | 扣分细则 | 扣分原因 | 得分 |
| 思想品质（30分） | 个人素养 | 1. 工作态度；<br>2. 尊重师长；<br>3. 劳动纪律 | 1～5分评级 | 每项≥3分为合格 | | |
| | 职业素养 | 1. 慎独精神；<br>2. 团队协助；<br>3. 应急能力 | | | | |
| 评估（2分） | 自身评估 | 1. 着装整齐，指甲已修剪；<br>2. 洗手衣裤符合穿衣规范 | 1 | 一项不合格减0.5分 | | |
| | 环境评估 | 1. 确认操作前已完成卫生清洁，确认操作前室内空调已开启；<br>2. 确认操作前手术间内后门已关闭 | 1 | 一项不合格减0.5分 | | |
| 手术前（25分） | | 术前了解当日配合手术患者的情况（患者有无特殊情况、患者的手术方式）及医生对该手术的特殊要求，并熟悉局部解剖及手术步骤 | 1 | 1. 不清楚患者手术方式减0.5分；<br>2. 未了解患者特殊情况减0.5分 | | |
| | | 按手术通知单准备手术所需器械及物品，进入室内并开启室内电脑 | 1 | 1. 物品准备不充分减0.5分；<br>2. 未开启电脑减0.5分 | | |
| | | 患者核对：<br>1. 患者入室后，护士持病历与手术麻醉信息系统核对；<br>2. 持病历与患者腕带进行反问式核对；<br>3. 查看患者的手术标记；<br>4. 在白板上书写患者的基本信息；<br>5. 再次核对手术方式是否更改 | 5 | 一项不合格减1分 | | |
| | | 开启无菌敷料包：<br>1. 检查无菌敷料包完整性及灭菌情况；<br>2. 接触无菌敷料包前进行快速手消毒；<br>3. 按无菌原则要求，使用无菌持物钳开启敷料包；<br>4. 检查无菌敷料包内的消毒灭菌指示卡；<br>5. 合理使用一次性物品并严格执行无菌技术操作原则 | 5 | 一项不合格减1分 | | |
| | | 洗手护士提前15～30 min按外科刷手规范刷手上台 | 1 | 未按规定时间刷手减1分 | | |
| | | 按规范穿手术衣、戴手套 | 1 | 一项不合格减0.5分 | | |

| 项目 | 考核要求 | 分值 | 扣分细则 | 扣分原因 | 得分 |
|---|---|---|---|---|---|
| 手术前（25分） | 规范摆放手术器械及敷料台，整理一次性物品，台面平整；与巡回护士双人唱点器械并检查其完整性 | 4 | 1. 器械台整理不规范减2分；<br>2. 清点器械不规范减2分 | | |
| | 协助医生严格按照要求规范消毒、铺置无菌单（严禁铺置第1层无菌单的医生继续铺置剩余敷料），协助医生规范穿好手术衣 | 2 | 1. 未按规定铺置无菌单减1分；<br>2. 未协助医生穿好手术衣减1分 | | |
| | 铺置 TIME OUT 巾，与巡回护士、手术医生、麻醉医生共同完成核查（患者信息及手术部位） | 2 | 1. 未铺置 TIME OUT 巾减1分；<br>2. 未主持三方共同核查减1分 | | |
| | 及时连接各种电外科系统：<br>1. 熟练掌握镜头及光源线的连接方法；<br>2. 提前准备器械收纳袋；<br>3. 固定位置合适 | 3 | 一项不合格减1分 | | |
| 手术中（45分） | 协助医生建立手术切口，用 11♯ 刀切开皮肤：<br>1. 掌握单孔与单操作孔的区别；<br>2. 及时传递血管钳及卵圆钳 | 2 | 未及时传递手术器械减2分 | | |
| | 探查胸腔：<br>1. 主动加热镜头；<br>2. 及时传递卵圆钳及吸引器；<br>3. 提前制作环形纱布 | 3 | 一项不合格减1分 | | |
| | 游离肺门及下肺韧带，处理肺裂：<br>1. 递超声刀或电凝钩，游离肺门及下肺韧带；<br>2. 熟练掌握腔镜切割缝合器的使用方法；<br>3. 熟知不同品牌、不同颜色钉仓的用途（蓝色/紫色钉仓）；<br>4. 关注手术进展，提前询问医生所需物品并告知巡回护士 | 4 | 一项不合格减1分 | | |
| | 游离并处理肺血管：<br>1. 及时传递超声刀或电凝钩、吸引器；<br>2. 熟练掌握腔镜切割缝合器的拆卸；<br>3. 熟知不同品牌、不同颜色钉仓的用途（白色/金色钉仓）；<br>4. 关注手术进展，提前询问医生所需物品并告知巡回护士 | 4 | 一项不合格减1分 | | |

| 项目 | 考核要求 | 分值 | 扣分细则 | 扣分原因 | 得分 |
|---|---|---|---|---|---|
| | 处理支气管：<br>1. 及时传递超声刀或电凝钩，暴露支气管；<br>2. 熟练掌握腔镜切割缝合器的使用方法；<br>3. 熟知不同品牌、不同颜色钉仓的用途（绿色/黑色钉仓）；<br>4. 关注手术进展，提前询问医生所需的物品并告知巡回护士 | 4 | 一项不合格减1分 | | |
| | 标本取出：<br>1. 提前准备大小合适的标本袋并浸泡在热水中（500 mL 或 1000 mL 盐水袋）；<br>2. 提前准备 2 把长血管钳，用长血管钳夹住盐水袋；<br>3. 取出标本后，及时询问医生标本的名称及送检情况（冰冻与病理）；<br>4. 取出标本后，提醒医生在隔离区切取标本，切取标本所用的器械不可再用；<br>5. 根据情况及时告知巡回护士填写标本袋，双人核对装袋后将标本袋放置在常规位置；对需在台上保存管理的标本定位放置 | 5 | 一项不合格减1分 | | |
| 手术中（45 分） | 清扫淋巴结：<br>1. 递超声刀或电凝钩，游离淋巴结，用淋巴结钳夹取淋巴结；<br>2. 接取淋巴结时应遵循无瘤原则；<br>3. 了解各淋巴结的位置（右肺 2.4 组、7 组、9 组、10 组、11 组、12 组；左肺 5.6 组、7 组、9 组、10 组、11 组、12 组），红色为了解项 | 7 | 1. 未积极主动配合减1分；<br>2. 未按无瘤原则操作减2分；<br>3. 淋巴结位置不知晓（4 组），每组减1分，共4分 | | |
| | 胸腔冲洗：<br>1. 提前告知巡回护士准备温蒸馏水；<br>2. 提前告知麻醉师准备膨肺；<br>3. 提前询问医生所需的高值物品 | 3 | 一项不合格减1分 | | |
| | 铺置 TIME OUT 巾：<br>1. 整理手术用物；<br>2. 与巡回护士双人清点手术器械及物品 | 4 | 一项不合格减2分 | | |
| | 关胸：<br>1. 提前准备 13×34 皮针 7♯线 3 针，用以固定引流管；<br>2. 提前准备 13×34 圆针 7♯线，用以关闭胸膜及胸壁肌肉 | 2 | 一项不合格减1分 | | |

续表

| 项目 | 考核要求 | 分值 | 扣分细则 | 扣分原因 | 得分 |
|---|---|---|---|---|---|
| 手术中(45分) | 铺置 TIME OUT 巾：<br>1. 与巡回护士再次共同清点手术器械及物品；<br>2. 清点完毕后，及时根据手术进展情况主动配合 | 2 | 一项不合格减1分 | | |
| | 缝合皮肤：<br>1. 根据手术情况提前准备医生所需缝线（13×34 皮针 7♯线/4－0 可吸收缝合线）；<br>2. 提前准备伤口敷料贴 | 2 | 一项不合格减1分 | | |
| | 粘贴伤口，撤除手术相关物品：<br>1. 撤离时遵循无菌技术操作原则；<br>2. 协助医生连接胸腔闭式引流瓶；<br>3. 协助医生撤除手术敷料 | 3 | 一项不合格减1分 | | |
| 手术后(20分) | 手术结束后，再次与巡回护士清点器械及手术物品 | 2 | 未及时双人核对清点减2分 | | |
| | 遵循医疗废物管理原则，将锐器置于锐器盒内，将纱布置于黄色医疗垃圾袋内 | 2 | 1. 锐器未按规定处置减1分；<br>2. 纱布未按规定处置减1分 | | |
| | 确认手术患者护理记录单的内容，核对无误后签字 | 4 | 1. 未核对手术患者护理记录单的内容减2分；<br>2. 未签字减2分 | | |
| | 器械入筐前再次清点 | 2 | 器械入筐前未再次清点减2分 | | |
| | 器械核对无误后，将其送至后廊污染器械存放处 | 1 | 未按规定放置污染器械减1分 | | |
| | 再次与手术医生核对标本信息并交接标本 | 2 | 未与手术医生双人核对标本袋信息并交接标本减2分 | | |
| | 提醒医生及时送检 | 2 | 室内遗留标本减2分 | | |
| | 合理收纳超声刀手柄，将其与目镜一同归还至固定位置 | 2 | 1. 超声刀手柄未合理收纳减1分；<br>2. 目镜未合理放置减1分 | | |
| | 呼叫保洁人员，清洁室内 | 1 | 接台手术未及时呼叫保洁人员减1分 | | |

| 项目 | 考核要求 | 分值 | 扣分细则 | 扣分原因 | 得分 |
|---|---|---|---|---|---|
| 手术后(20分) | 补充次日手术所需的器械、敷料及物品，并合理放置 | 2 | 1. 物品准备不充分减1分；<br>2. 物品未合理放置减1分 | | |
| 总体评价(8分) | 手术配合过程熟练，配合积极主动 | 2 | 不合格减2分 | | |
| | 及时关注手术进展 | 2 | 不合格减2分 | | |
| | 术中及时回收器械，擦拭血迹 | 2 | 不合格减2分 | | |
| | 严格执行无菌技术操作原则 | 2 | 不合格减2分 | | |
| 总分130 | 思想品质18分合格；手术配合85分合格 | | | | |

### (六)骨科专科组洗手护士考评标准

1. 骨科专科组洗手护士Ⅰ期考评标准

| 考核节点：独立上台1周内 | | | | |
|---|---|---|---|---|
| 考核人员： | 考核时间： | 考核者： | 得分： | |
| 项目 | 考核要求 | 分值 | 扣分细则 | 扣分原因 |
| 手术笔记(4分) | 1. 手术笔记完成及时；<br>2. 书写认真、全面、重点突出 | 4 | 一项不合格减2分 | |
| 基础技能<br>(20分) | 无菌技术操作 | 1. 符合无菌技术操作流程；<br>2. 严格执行无菌技术操作 | 10 | 一项不合格减5分 | |
| | 隔离技术 | 1. 明确手术室隔离技术操作原则；<br>2. 正确执行手术隔离技术 | 10 | 一项不合格减5分 | |
| 基础设备<br>(4分) | 超声骨刀 | 1. 知晓气压止血带的操作流程及注意事项；<br>2. 操作规范 | 2 | 一项不合格减1分 | |
| | 气压止血带 | 1. 知晓设备仪器的操作流程及注意事项；<br>2. 操作规范 | 2 | 一项不合格减1分 | |
| 重点环节<br>(34分) | 患者身份核查 | 1. 患者入室后，护士持病历与手术麻醉信息系统核对；<br>2. 持病历与患者腕带进行反问式核对；<br>3. 查看患者的手术标记；<br>4. 在白板上书写患者的基本信息 | 8 | 一项不合格减2分 | |
| | 正确使用<br>TIME<br>OUT 巾 | 1. 使用时机合适；<br>2. 使用后及时收回；<br>3. 禁止另作他用 | 6 | 一项不合格减2分 | |
| | 物品清点 | 1. 清点时机准确；<br>2. 与巡回护士双人逐项清点、同步唱点、原位清点；<br>3. 清点时，关注重点明确；<br>4. 禁止与巡回护士以外人员清点 | 8 | 一项不合格减2分 | |

| 项目 | | 考核要求 | 分值 | 扣分细则 | 扣分原因 |
|---|---|---|---|---|---|
| 重点环节<br>（34分） | 标本管理 | 1. 取出标本后，及时询问医生标本名称及送检情况（冰冻与病理）；<br>2. 根据情况及时告知巡回护士填写标本袋；<br>3. 双人核对装袋后，将标本袋放置在常规位置；<br>4. 手术结束后，与手术医生双人核对标本，无误后提醒医生及时送检 | 8 | 一项不合格减2分 | |
| | 手术交接 | 严格按手术室交接班SBAR流程进行交接（包括患者信息、手术器械、标本、高值物品），对术中特殊情况另加说明 | 4 | 一项不合格减1分 | |
| 专科手术<br>（30分） | 物品准备 | 1. 胸、腰椎内固定术所需用物；<br>2. 全髋人工关节置换术所需用物 | 30 | 一项不合格减5分 | |
| | 器械摆台 | 1. 全髋人工关节置换术所需器械；<br>2. 腰椎管扩大减压椎间盘髓核摘除植骨内固定术所需器械 | | | |
| | 消毒铺巾 | 1. 关节置换侧卧位；<br>2. 俯卧位 | | | |
| 专科要求<br>（4分） | | 1. 熟练掌握另加器械及外来器械的准备工作；<br>2. 熟悉电钻使用后的处理流程 | 4 | 一项不合格减2分 | |
| 整体印象<br>（4分） | | 1. 学习态度积极、认真、端正；<br>2. 关注手术进展情况，手术配合积极主动；<br>3. 遵循无菌技术操作原则；<br>4. 遵循垃圾分类原则 | 4 | 一项不合格减1分 | |

**2. 骨科专科组洗手护士Ⅱ期考评标准——胸、腰椎手术**

| 考核节点：胸、腰椎手术洗手配合达到30例 | | | | | | |
|---|---|---|---|---|---|---|
| 考核人员： | | 考核时间： | | 考核者： | 得分： | |

| 项目 | | 考核要求 | 分值 | 扣分细则 | 扣分原因 | 得分 |
|---|---|---|---|---|---|---|
| 思想品质<br>（30分） | 个人素养 | 1. 工作态度；<br>2. 尊重师长；<br>3. 劳动纪律 | 1~5分评级 | 每项≥3分为合格 | | |
| | 职业素养 | 1. 慎独精神；<br>2. 团队协助；<br>3. 应急能力 | | | | |
| 评估<br>（2分） | 自身评估 | 1. 着装整齐，指甲已修剪；<br>2. 洗手衣裤符合穿衣规范 | 1 | 一项不合格减0.5分 | | |
| | 环境评估 | 1. 确认操作前已完成卫生清洁，确认操作前室内空调已开启；<br>2. 确认操作前手术间内后门已关闭 | 1 | 一项不合格减0.5分 | | |

| 项目 | 考核要求 | 分值 | 扣分细则 | 扣分原因 | 得分 |
|---|---|---|---|---|---|
| 手术前（25分） | 术前了解当日配合手术患者的情况（患者有无特殊情况、患者的手术方式）及医生对该手术的特殊要求，并熟悉局部解剖及手术步骤 | 1 | 1. 不清楚患者的手术方式减0.5分；<br>2. 未了解患者的特殊情况减0.5分 | | |
| | 按手术通知单准备手术所需器械及物品，进入室内并开启室内电脑 | 1 | 1. 物品准备不充分减0.5分；<br>2. 未开启电脑减0.5分 | | |
| | 患者核对：<br>1. 患者入室后，护士持病历与手术麻醉信息系统核对；<br>2. 持病历与患者腕带进行反问式核对；<br>3. 查看患者的手术标记；<br>4. 在白板上书写患者的基本信息；<br>5. 再次核对手术方式是否更改 | 5 | 一项不合格减1分 | | |
| | 开启无菌敷料包：<br>1. 检查无菌敷料包的完整性及灭菌情况；<br>2. 接触无菌敷料包前进行快速手消毒；<br>3. 按无菌原则要求，使用无菌持物钳开启敷料包；<br>4. 检查无菌敷料包内的消毒灭菌指示卡；<br>5. 合理使用一次性物品并严格执行无菌技术操作原则 | 5 | 一项不合格减1分 | | |
| | 洗手护士提前15～30 min 按外科刷手规范刷手上台 | 1 | 未按规定时间刷手减1分 | | |
| | 按规范穿手术衣、戴手套 | 1 | 一项不合格减0.5分 | | |
| | 规范摆放手术器械及敷料台，整理一次性物品，台面平整；与巡回护士双人唱点器械并检查其完整性 | 4 | 1. 器械台整理不规范减2分；<br>2. 清点器械不规范减1分 | | |
| | 协助医生严格按照要求规范消毒、铺置无菌单（严禁铺置第1层无菌单的医生继续铺置剩余敷料），协助医生规范穿好手术衣 | 2 | 1. 未按规定铺置无菌单减1分；<br>2. 未协助医生穿好手术衣减1分 | | |
| | 铺置 TIME OUT 巾，与巡回护士、手术医生、麻醉医生共同完成核查（患者信息及手术部位） | 2 | 1. 未铺置 TIME OUT 巾减1分；<br>2. 未主持三方共同核查减1分 | | |

| 项目 | 考核要求 | 分值 | 扣分细则 | 扣分原因 | 得分 |
|------|---------|------|---------|---------|------|
| 手术前(25分) | 及时连接各种电外科系统：<br>1. 熟练掌握超声骨刀的连接方法；<br>2. 提前准备外来器械的摆放 | 3 | 一项不合格减1.5分 | | |
| 手术中(45分) | 清点用物，常规消毒铺巾，贴45×30手术贴膜，双人唱点，递贴膜，连接电刀和吸引器管路 | 2 | 未及时传递手术器械减2分 | | |
| | 切开皮肤，皮下组织：<br>1. 递单纱于切口两侧，用22♯刀片切开皮肤；<br>2. 递电刀、小有齿镊，切开皮下组织，递甲状腺拉钩，用以牵开切口 | 2 | 一项不合格减1分 | | |
| | 切开腰背筋膜，剥离骶棘肌，显露患椎及上、下各一个脊椎的椎板，显露两侧横突及上、下关节突：<br>1. 递电刀，切开腰背筋膜；<br>2. 递骨剥，剥离骶棘肌，纱布止血；<br>3. 递半椎板拉钩，阻挡筋膜及骶软组织；<br>4. 递电刀和平头咬骨钳，咬去横突及上、下关节突软组织 | 4 | 一项不合格减1分 | | |
| | 确定椎弓根螺钉的进钉点及方向：<br>1. 递平头咬骨钳，咬去进钉点处的部分骨皮质；<br>2. 递开口器，钻孔，递直锥子、探针；<br>3. 递涂抹了骨蜡的定位针，插入孔内定向；<br>4. 待两侧钻孔定点及定位针插入定向完成后，递中单，遮盖手术野，进行"C"形臂机透视确认 | 4 | 一项不合格减1分 | | |
| | 植入椎弓根螺钉：<br>1. 递中弯钳，取出定位针，递探针并测量探针进针的长度；<br>2. 递攻丝，扩大钻入孔；<br>3. 再次递探针，用扳手连接合适长度的椎弓根螺钉并置入螺钉，同法置入其余螺钉；<br>4. 递中单，遮盖手术野，再次透视，确认螺钉的位置 | 4 | 一项不合格减1分 | | |

| 项目 | 考核要求 | 分值 | 扣分细则 | 扣分原因 | 得分 |
|---|---|---|---|---|---|
| 手术中(45分) | 切除椎板：<br>1. 递4块小纱布、2个单齿牵开器；<br>2. 递22♯刀片，切开棘间韧带；<br>3. 用平头咬骨钳去除棘突(骨头修理后留下植骨用)；<br>4. 递大号、中号椎板咬骨钳，交替逐渐咬除椎板，同法处理其余椎板 | 5 | 一项不合格减1分 | | |
| | 切除黄韧带：<br>1. 递神经剥离子，分离黄韧带与硬膜之间的粘连组织；<br>2. 递11♯刀片，切除黄韧带；<br>3. 遇到出血的情况时，递明胶海绵棉片，压迫止血 | 5 | 一项不合格减1分 | | |
| | 显露神经根和椎间盘突出物，切除椎间盘：<br>1. 递神经剥离子，分离硬膜外脂肪与椎管内粘连；<br>2. 递神经根拉钩，拉开并保护神经根，确认椎间盘；<br>3. 递11♯刀，切开纤维环，递髓核钳，夹出髓核，对双侧神经管减压，用神经剥离子探查双侧神经根 | 3 | 一项不合格减1分 | | |
| | 植骨，放置融合器：<br>1. 递铰刀刮刀，刮出多余的椎间盘；<br>2. 递各种大小的融合器，试模，选择合适的融合器；<br>3. 将之前切除的骨粒植入椎间隙，并将其用力推向对侧，使对侧椎间隙完全填满骨粒，在融合器里面填充咬下的骨粒，用植骨打入器将融合器压紧、夯实；<br>4. 递中单，遮盖手术野，再次透视，确认融合器位置是否合适 | 4 | 一项不合格减2分 | | |
| | 安装内固定装置并复位固定：<br>1. 递模棒，确定棒的长度，用裁棒器剪裁模棒；<br>2. 安装模棒、顶丝，需要时断帽并清点，安装横连，增加其牢固性 | 2 | 一项不合格减1分 | | |
| | 冲洗伤口，放置引流管：<br>1. 递生理盐水、引流管；<br>2. 准备中皮针7♯丝线，固定引流管 | 2 | 一项不合格减1分 | | |

续表

| 项目 | 考核要求 | 分值 | 扣分细则 | 扣分原因 | 得分 |
|------|---------|------|---------|---------|------|
| 手术中（45分） | 铺置 TIME OUT 巾：<br>1. 整理手术用物；<br>2. 与巡回护士双人清点手术器械及物品 | 2 | 一项不合格减1分 | | |
| | 缝合腰背筋膜，清点手术用物，缝合皮下组织：<br>1. 递小有齿镊，递 0♯ 可吸收缝合线，缝合腰背筋膜；<br>2. 递 2—0 可吸收缝合线，缝合皮下组织；<br>3. 铺置 TIME OUT 巾，再次清点 | 3 | 一项不合格减1分 | | |
| | 清点手术用物，缝合皮肤，覆盖伤口：<br>1. 递消毒纱布，消毒切口，清点用物，递小有齿镊，递 4♯ 皮针可吸收缝合线，美容缝合皮肤，或递 9×24 皮针、4♯ 丝线，间断缝合皮肤；<br>2. 再次递消毒纱布，消毒切口，准备 1 个消毒小纱布和 1 个干纱布，垫于切口上；递辅料，覆盖伤口 | 3 | 一项不合格减1分 | | |
| 手术后（20分） | 手术结束后，再次与巡回护士清点器械及手术物品 | 2 | 未及时双人核对清点减2分 | | |
| | 遵循医疗废物管理原则，将锐器置于锐器盒内，将纱布置于黄色医疗垃圾袋内 | 2 | 1. 锐器未按规定处置减1分；<br>2. 纱布未按规定处置减1分 | | |
| | 确认手术患者护理记录单的内容，核对无误后签字 | 4 | 1. 未核对手术患者护理记录单的内容减2分；<br>2. 未签字减2分 | | |
| | 器械入筐前再次清点 | 2 | 器械入筐前未再次清点减2分 | | |
| | 器械核对无误后，将其送至后廊污染器械存放处 | 1 | 未按规定放置污染器械减1分 | | |
| | 再次与手术医生双人核对标本信息 | 2 | 未与手术医生双人核对标本袋信息并交接标本减2分 | | |

续表

| 项目 | | 考核要求 | 分值 | 扣分细则 | 扣分原因 | 得分 |
|---|---|---|---|---|---|---|
| 手术后(20分) | | 提醒医生及时送检 | 2 | 室内遗留标本减2分 | | |
| | | 将超声骨刀器械归还至固定位置 | 2 | 1. 未合理收纳减1分；<br>2. 未合理放置减1分 | | |
| | | 呼叫保洁人员，清洁室内 | 1 | 接台手术未及时呼叫保洁人员减1分 | | |
| | | 补充次日手术所需的器械、敷料及物品，并合理放置 | 2 | 1. 物品准备不充分减1分；<br>2. 物品未合理放置减1分 | | |
| 总体评价(8分) | | 手术配合过程熟练，配合积极主动 | 2 | 不合格减2分 | | |
| | | 及时关注手术进展 | 2 | 不合格减2分 | | |
| | | 术中及时回收器械，擦拭血迹 | 2 | 不合格减2分 | | |
| | | 严格执行无菌技术操作原则 | 2 | 不合格减2分 | | |
| 总分130分 | | 思想品质18分合格；手术配合85分合格 | | | | |

### (七)神外专科组洗手护士考评标准

**1. 神外专科组洗手护士Ⅰ期考评标准**

| 考核节点：独立上台1周内 | | | | | |
|---|---|---|---|---|---|
| 考核人员： | | 考核时间： | 考核者： | | 得分： |

| 项目 | | 考核要求 | 分值 | 扣分细则 | 扣分原因 |
|---|---|---|---|---|---|
| 手术笔记(3分) | | 1. 手术笔记完成及时；<br>2. 书写认真、全面、重点突出 | 3 | 一项不合格减1.5分 | |
| 基础技能(20分) | 无菌技术操作 | 1. 符合无菌技术操作流程；<br>2. 严格执行无菌技术操作 | 10 | 一项不合格减5分 | |
| | 隔离技术 | 1. 明确手术室隔离技术操作原则；<br>2. 正确执行手术隔离技术 | 10 | 一项不合格减5分 | |
| 基础设备(4分) | 动力系统 | 1. 知晓动力系统的操作流程及注意事项；<br>2. 操作规范 | 2 | 一项不合格减1分 | |
| | CUSA | 1. 知晓CUSA的操作流程及注意事项；<br>2. 操作规范 | 2 | 一项不合格减1分 | |

| 项目 | | 考核要求 | 分值 | 扣分细则 | 扣分原因 |
|---|---|---|---|---|---|
| 重点环节（34分） | 患者身份核查 | 1. 患者入室后，护士持病历与手术麻醉信息系统核对；<br>2. 持病历与患者腕带进行反问式核对；<br>3. 查看患者的手术标记；<br>4. 在白板上书写患者的基本信息 | 8 | 一项不合格减2分 | |
| | 正确使用TIME OUT巾 | 1. 使用时机合适；<br>2. 使用后及时收回；<br>3. 禁止另作他用 | 6 | 一项不合格减2分 | |
| | 物品清点 | 1. 清点时机准确；<br>2. 与巡回护士双人逐项清点、同步唱点、原位清点；<br>3. 清点时，关注重点明确；<br>4. 禁止与巡回护士以外人员清点 | 8 | 一项不合格减2分 | |
| | 标本管理 | 1. 取出标本后，及时询问医生标本的名称及送检情况（冰冻与病理）；<br>2. 根据情况及时告知巡回护士填写标本袋；<br>3. 双人核对装袋后，将标本袋放置在常规位置；<br>4. 手术结束后，与手术医生双人核对标本，无误后提醒医生及时送检 | 8 | 一项不合格减2分 | |
| | 手术交接 | 严格按手术室交接班SBAR流程进行交接（包括患者信息、手术器械、标本、高值物品），对术中特殊情况另加说明 | 4 | 一项不合格减1分 | |
| 专科手术（15分） | 物品准备 | 幕上开颅肿瘤切除术所需物品 | 15 | 一项不合格减5分 | |
| | 器械摆台 | 幕上开颅肿瘤切除术所需器械 | | | |
| | 消毒铺巾 | 神外仰卧位 | | | |
| 专科要求（20分） | | 1. 掌握内植物拿取的流程；<br>2. 掌握未使用内植物及二次手术取出用物（如螺钉、颅骨连接板）的处理流程；<br>3. 正确安装显微镜罩；<br>4. 规范头皮夹、脑棉片的使用及清点流程；<br>5. 熟悉另加物品的存放位置及术后物品的补充与归位 | 20 | 一项不合格减4分 | |
| 整体印象（4分） | | 1. 学习态度积极、认真、端正；<br>2. 关注手术进展情况，手术配合积极主动；<br>3. 遵循无菌技术操作原则；<br>4. 遵循垃圾分类原则 | 4 | 一项不合格减1分 | |

**2. 神外专科组洗手护士Ⅱ期考评标准——幕上开颅肿瘤切除术**

| 考核节点：幕上开颅肿瘤切除术洗手配合达到 30 例 | | | | | | |
|---|---|---|---|---|---|---|

| 考核人员： | | 考核时间： | 考核者： | | 得分： | |
|---|---|---|---|---|---|---|

| 项目 | | 考核要求 | 分值 | 扣分细则 | 扣分原因 | 得分 |
|---|---|---|---|---|---|---|
| 思想品质（30分） | 个人素养 | 1. 工作态度；<br>2. 尊重师长；<br>3. 劳动纪律 | 1～5分评级 | 每项≥3分为合格 | | |
| | 职业素养 | 1. 慎独精神；<br>2. 团队协助；<br>3. 应急能力 | | | | |
| 评估（2分） | 自身评估 | 1. 着装整齐，指甲已修剪；<br>2. 洗手衣裤符合穿衣规范 | 1 | | | |
| | 环境评估 | 1. 确认操作前已完成卫生清洁，确认操作前室内空调已开启；<br>2. 确认操作前手术间内后门已关闭 | 1 | 一项不合格减0.5分 | | |
| 手术前（25分） | | 术前了解当日配合手术患者的情况（患者有无特殊情况及患者的手术方式）及医生对该手术的特殊要求，并熟悉解剖和手术步骤 | 1 | 1. 不清楚患者手术方式减0.5分；<br>2. 未了解患者特殊情况减0.5分 | | |
| | | 按手术通知单准备手术所需的器械及物品，进入室内并开启室内电脑 | 1 | 1. 物品准备不充分减0.5分；<br>2. 未开启电脑减0.5分 | | |
| | | 患者核对：<br>1. 患者入室后，护士持病历与手术麻醉信息系统核对；<br>2. 持病历与患者腕带进行反问式核对；<br>3. 查看患者的手术标记；<br>4. 在白板上书写患者的基本信息；<br>5. 再次核对手术方式是否更改 | 5 | 一项不合格减1分 | | |
| | | 开启无菌敷料包及器械包：<br>1. 接触无菌敷料包前进行快速手消毒；<br>2. 检查无菌敷料包的完整性及灭菌情况；<br>3. 按无菌原则要求，使用无菌持物钳开启敷料包；<br>4. 检查无菌敷料包内的消毒灭菌指示卡；<br>5. 正确开启一次性物品并严格执行无菌技术操作原则 | 5 | 一项不合格减1分 | | |
| | | 洗手护士提前15～30 min按外科刷手规范刷手上台 | 1 | 未按规定时间刷手减1分 | | |
| | | 按规范穿手术衣、戴手套 | 1 | 一项不合格减0.5分 | | |

续表

| 项目 | 考核要求 | 分值 | 扣分细则 | 扣分原因 | 得分 |
|---|---|---|---|---|---|
| 手术前(25分) | 规范摆放手术器械及敷料台,整理一次性物品,台面平整;与巡回护士双人唱点器械并检查其完整性 | 4 | 1. 器械台整理不规范减2分;<br>2. 清点器械不规范减2分 | | |
| | 协助医生严格按照要求规范消毒、铺置无菌单(严禁未穿手术衣的医生铺置第2层敷料),协助医生规范穿好手术衣 | 2 | 1. 未按规定铺置无菌单减1分;<br>2. 未协助医生穿好手术衣减1分 | | |
| | 铺置 TIME OUT 巾,与巡回护士、手术医生、麻醉医生共同完成核查(患者信息及手术部位) | 2 | 1. 未铺置 TIME OUT 巾减1分;<br>2. 未参与三方核查减1分 | | |
| | 及时连接各种电外科系统及动力系统:<br>1. 掌握动力系统的连接方法;<br>2. 提前准备双极收纳袋;<br>3. 检查单、双极电凝及钻铣的功能 | 3 | 一项不合格减1分 | | |
| 手术中(45分) | 协助医生粘贴手术贴膜,掌握手术贴膜的正确粘贴方法,及时传递贴膜及纱布 | 2 | 未及时传递贴膜及纱布减2分 | | |
| | 切皮、固定皮瓣:<br>1. 及时传递皮刀、单纱、头皮夹;<br>2. 根据情况选择是否传递头皮拉钩;<br>3. 关注头皮夹有无掉落 | 4 | 1. 一项不合格减1分;<br>2. 未关注头皮夹有无掉落减2分 | | |
| | 钻骨孔、铣开骨窗:<br>1. 递钻铣、骨膜剥离子、脑膜剥离子、冲水球(备骨蜡、咬骨钳);<br>2. 准备脑棉片,用盐水纱布包裹骨瓣,待用;<br>3. 将骨瓣放置于指定位置(器械框右上角) | 4 | 1. 一项不合格减1分;<br>2. 骨瓣位置放置错误减2分 | | |
| | 安装脑自动牵开器及显微镜:<br>1. 掌握脑自动牵开器的组装方法;<br>2. 正确、熟练掌握套显微镜的方式;<br>3. 套好显微镜后各个关节活动良好 | 3 | 一项不合格减1分 | | |
| | 重新贴膜,更换手套:<br>1. 提前备好贴膜、手套;<br>2. 加盖无菌单 | 4 | 1. 物品准备不齐全各减1分;<br>2. 没有加盖无菌单减2分 | | |
| | 剪开硬脑膜,悬吊硬脑膜:<br>1. 提前准备 11♯刀、脑膜剪、脑膜镊;<br>2. 提前准备 6×14 圆针、1♯线;<br>3. 提前准备脑棉片 | 5 | 一项不合格减1分 | | |

| 项目 | 考核要求 | 分值 | 扣分细则 | 扣分原因 | 得分 |
|---|---|---|---|---|---|
| 手术中(45分) | 穿刺脑室：掌握穿刺脑室所需的用物(脑穿针、注射器) | 1 | 不清楚穿刺脑室所需用物减1分 | | |
| | 暴露要切除的肿瘤：<br>1. 提前铺置无菌手托；<br>2. 提前准备显微剥离子、显微剪刀、显微镊子等并按需传递；<br>3. 提前准备小药杯，用以收集管理标本 | 6 | 一项不合格减2分 | | |
| | 铺置 TIME OUT 巾：<br>1. 整理手术用物；<br>2. 与巡回护士双人清点手术器械及物品(特别注意脑棉片、头皮夹的清点) | 4 | 脑棉片、头皮夹清点不规范 各减2分 | | |
| | 缝合硬脑膜、放置引流管：<br>1. 消毒，提前准备中皮针7♯线、1—2针，固定引流管；<br>2. 提前准备 6×14 圆针、1♯线或 4—0 可吸收缝合线；<br>3. 在缝合最后1针前，递 20 mL 注射器，用以排气 | 3 | 一项不合格减1分 | | |
| | 铺置 TIME OUT 巾及骨瓣复位：<br>1. 与巡回护士再次共同清点手术器械及物品；<br>2. 掌握骨瓣复位所需用物 | 3 | 1. 未按规范清点减2分；<br>2. 不清楚骨瓣复位所需用物减1分 | | |
| | 缝合肌肉层、帽状腱膜层、皮肤：<br>1. 根据手术情况提前准备医生所需缝线(12×24 圆针、7♯线或 2—0 可吸收缝合线、9×24 皮针、4♯线)；<br>2. 脑棉片清点完毕后，将其置于无菌垃圾袋内 | 2 | 一项不合格减1分 | | |
| | 消毒包扎，依次撤器械用物：<br>1. 撤离时遵循无菌技术操作原则；<br>2. 提前准备消毒纱布；<br>3. 协助医生撤除手术敷料 | 3 | 一项不合格减1分 | | |
| | 手术结束，交接标本 | 1 | 未交接标本减1分 | | |
| 手术后(20分) | 手术结束后，再次与巡回护士清点器械及手术物品 | 2 | 未及时双人核对清点减2分 | | |

| 项目 | 考核要求 | 分值 | 扣分细则 | 扣分原因 | 得分 |
|---|---|---|---|---|---|
| 手术后（20分） | 遵循医疗废物管理原则，将锐器置于锐器盒内，将纱布置于黄色医疗垃圾袋内 | 2 | 1. 锐器未按规定处置减1分；<br>2. 脑棉片未按规范处置减1分；<br>3. 纱布未按规定处置减1分 | | |
| | 确认手术患者护理记录单的内容，核对无误后签字 | 4 | 1. 未核对手术患者护理记录单的内容减2分；<br>2. 未签字减2分 | | |
| | 器械入筐前再次清点 | 2 | 器械入筐前未再次清点减减2分 | | |
| | 器械核对无误后，将其送至后廊污染器械存放处（特别注意颅钉） | 1 | 1. 未按规定放置污染器械减1分；<br>2. 未按规定放置颅钉减1分 | | |
| | 再次与手术医生核对标本信息并交接标本 | 2 | 未与手术医生双人核对标本袋信息并交接标本减2分 | | |
| | 提醒医生及时送检 | 2 | 室内遗留标本减2分 | | |
| | 1. 合理收纳CUSA手柄；<br>2. 正确处置CUSA的冲水装置 | 2 | 1. 手柄未合理收纳减1分；<br>2. 管路有血渍减1分 | | |
| | 呼叫保洁人员，清洁室内 | 1 | 接台手术未及时呼叫保洁人员减1分 | | |
| | 补充次日手术所需的器械、敷料及物品，并合理放置 | 2 | 1. 物品准备不充分减1分；<br>2. 物品未合理放置减1分 | | |
| 总体评价（8分） | 手术配合过程熟练，配合积极主动 | 2 | 不合格减2分 | | |
| | 及时关注手术进展 | 2 | 不合格减2分 | | |
| | 术中及时回收器械，擦拭血迹 | 2 | 不合格减2分 | | |
| | 严格执行无菌技术操作原则 | 2 | 不合格减2分 | | |
| 总分130分 | 思想品质18分合格；手术配合85分合格 | | | | |

### (八)心外专科组洗手护士考评标准

**1. 心外专科组洗手护士Ⅰ期考评标准**

| 考核节点：独立上台3周内 | | | | | |
|---|---|---|---|---|---|
| 考核人员： | 考核时间： | | 考核者： | 得分： | |
| 项目 | | 考核要求 | 分值 | 扣分细则 | 扣分原因 |
| 手术笔记(6分) | | 1. 手术笔记完成及时；<br>2. 书写认真、全面、重点突出 | 6 | 一项不合格减3分 | |
| 基础技能<br>(10分) | 无菌技术操作 | 1. 符合无菌技术操作流程；<br>2. 严格执行无菌技术操作 | 10 | 一项不合格减5分 | |
| 基础设备<br>(10分) | 除颤仪 | 1. 知晓除颤仪的操作流程及注意事项；<br>2. 操作规范 | 8 | 一项不合格减4分 | |
| | 暖风机 | 1. 知晓暖风机的操作流程及注意事项；<br>2. 操作规范 | 2 | 一项不合格减1分 | |
| 重点环节<br>(34分) | 患者身份核查 | 1. 患者入室后，护士持病历与手术麻醉信息系统核对；<br>2. 持病历与患者腕带进行反问式核对；<br>3. 查看患者的手术标记；<br>4. 在白板上书写患者的基本信息 | 8 | 一项不合格减2分 | |
| | 正确使用<br>TIME<br>OUT巾 | 1. 使用时机合适；<br>2. 使用后及时收回；<br>3. 禁止另作他用 | 6 | 一项不合格减2分 | |
| | 物品清点 | 1. 清点时机准确；<br>2. 与巡回护士双人逐项清点、同步唱点、原位清点；<br>3. 清点时，关注重点明确；<br>4. 禁止与巡回护士以外人员清点 | 8 | 一项不合格减2分 | |
| | 标本管理 | 1. 取出标本后，及时询问医生标本的名称及送检情况(冰冻与病理)；<br>2. 根据情况及时告知巡回护士填写标本袋；<br>3. 双人核对装袋后，将标本袋放置在常规位置；<br>4. 手术结束后，与手术医生双人核对标本，无误后提醒医生及时送检 | 8 | 一项不合格减2分 | |
| | 手术交接 | 严格按手术室交接班SBAR流程进行交接(包括患者信息、手术器械、标本、高值物品)，对术中特殊情况另加说明 | 4 | 一项不合格减1分 | |

| 项目 | | 考核要求 | 分值 | 扣分细则 | 扣分原因 |
|---|---|---|---|---|---|
| 专科手术（30分） | 物品准备 | 1. 正中开胸二尖瓣置换术所需物品；<br>2. 体外循环下心脏停跳冠状动脉搭桥术所需物品 | 30 | 一项不合格减5分 | |
| | 器械摆台 | 1. 正中开胸二尖瓣置换术所需器械；<br>2. 体外循环下心脏停跳冠状动脉搭桥术所需器械 | | | |
| | 消毒铺巾 | 1. 标准仰卧位；2. 架桥"人"字位 | | | |
| 专科要求（6分） | | 1. 掌握专科锋线的分类；<br>2. 掌握专科另加物品的放置位置；<br>3. 能熟练配合体外循环的建立 | 6 | 一项不合格减2分 | |
| 整体印象（4分） | | 1. 学习态度积极、认真、端正；<br>2. 关注手术进展情况，手术配合积极主动；<br>3. 遵循无菌技术操作原则；<br>4. 遵循垃圾分类原则 | 4 | 一项不合格减1分 | |

**2. 心外专科组洗手护士 Ⅱ 期考评标准——正中开胸二尖瓣置换术**

| 考核节点：正中开胸二尖瓣置换术洗手配合达到 30 例 | | | | | | |
|---|---|---|---|---|---|---|
| 考核人员： | | 考核时间： | 考核者： | | 得分： | |

| 项目 | | 考核要求 | 分值 | 扣分细则 | 扣分原因 | 得分 |
|---|---|---|---|---|---|---|
| 思想品质（30分） | 个人素养 | 1. 工作态度；<br>2. 尊重师长；<br>3. 劳动纪律 | 1～5分评级 | 每项≥3分为合格 | | |
| | 职业素养 | 1. 慎独精神；<br>2. 团队协助；<br>3. 应急能力 | | | | |
| 评估（1分） | 自身评估 | 1. 着装整齐，指甲已修剪；<br>2. 洗手衣裤符合穿衣规范 | 0.5 | 一项不合格减0.25分 | | |
| | 环境评估 | 1. 确认操作前已完成卫生清洁，确认操作前室内空调已开启；<br>2. 确认操作前手术间内后门已关闭 | 0.5 | 一项不合格减0.25分 | | |
| 手术前（25分） | | 术前了解当日配合手术患者的情况（患者有无特殊情况、患者的手术方式）及医生对该手术的特殊要求，并熟悉局部解剖及手术步骤 | 1 | 1. 不清楚患者的手术方式减0.5分；<br>2. 未了解患者的特殊情况减0.5分 | | |
| | | 按手术通知单准备手术所需器械及物品，进入室内并开启室内电脑 | 1 | 1. 物品准备不充分减0.5分；<br>2. 未开启电脑减0.5分 | | |

| 项目 | 考核要求 | 分值 | 扣分细则 | 扣分原因 | 得分 |
|---|---|---|---|---|---|
| 手术前(25分) | 患者核对:<br>1. 患者入室后,护士持病历与手术麻醉信息系统核对;<br>2. 持病历与患者腕带进行反问式核对;<br>3. 查看患者的手术标记;<br>4. 在白板上书写患者的基本信息;<br>5. 再次核对手术方式是否更改 | 5 | 一项不合格减1分 | | |
| | 开启无菌敷料包及器械包:<br>1. 接触无菌敷料包前进行快速手消毒;<br>2. 检查无菌敷料包的完整性及灭菌情况;<br>3. 按无菌原则要求,使用无菌持物钳开启敷料包;<br>4. 检查无菌敷料包内的消毒灭菌指示卡;<br>5. 正确开启一次性物品并严格执行无菌技术操作原则 | 5 | 一项不合格减1分 | | |
| | 洗手护士提前30 min 按外科刷手规范刷手上台 | 1 | 未按规定时间刷手减1分 | | |
| | 按规范穿手术衣、戴手套 | 1 | 一项不合格减1分 | | |
| | 规范摆放手术器械及敷料台,整理一次性物品,台面平整;与巡回护士双人唱点器械并检查其完整性 | 4 | 1. 器械台整理不规范减2分;<br>2. 清点器械不规范减2分 | | |
| | 协助医生严格按照要求规范消毒、铺置无菌单(严禁铺置第1层无菌单的医生继续铺置剩余敷料),协助医生规范穿好手术衣 | 2 | 1. 未按规定铺置无菌单减1分;<br>2. 未协助医生穿好手术衣减1分 | | |
| | 铺置 TIME OUT 巾,与巡回护士、手术医生、麻醉医生共同完成核查(患者信息及手术部位) | 2 | 1. 未铺置 TIME OUT 巾减1分;<br>2. 未主持三方共同核查减1分 | | |
| | 及时连接各种电外科系统:<br>1. 熟练掌握电刀吸引器的连接方法;<br>2. 提前准备管路收纳袋;<br>3. 固定位置合适 | 3 | 一项不合格减1分 | | |

| 项目 | 考核要求 | 分值 | 扣分细则 | 扣分原因 | 得分 |
|---|---|---|---|---|---|
| | 换瓣时，另加胸骨锯、换瓣开胸器、成人流出道探子 | 1 | 一项缺少减1分 | | |
| | 专科线盒3♯大针PROLENE 1包、4♯大针PROLENE 1包、2—0可吸收缝合线2包、4—0可吸收缝合线1包 | 2 | 一项缺少减1分 | | |
| | 9×24圆针、9×24皮针、11♯/22♯刀片、7♯线、10♯线、电刀、吸引器管及一次性吸引器头、30×45切口贴膜、10×10伤口敷料、垃圾袋、消毒小纱布、小纱布、单纱、双层腹纱、50 mL注射器、左心针头(5 mL注射器针头)、头皮针、吸水球 | 3 | 一项缺少减1分 | | |
| | 0♯(7×17)涤纶线2包、2♯大针PROLENE 4包、4♯(18 mm)大针PROLENE 2包、骨蜡2包、电刀擦1包、14♯冷灌针、夹线板2个、冰 | 2 | 一项缺少减1分 | | |
| 手术中(50分) | 递单纱于切口两侧、22♯刀片切开、递电刀笔、血管镊止血、递胸骨锯开胸、递皮拉钩2个提拉胸骨，骨蜡止血，换瓣开胸器撑开胸骨 | 1 | 一项不合格减1分 | | |
| | 建立体外循环：<br>1. 缝合主动脉荷包：递2♯PROLENE针缝合主动脉荷包、递2套红尿管套管，加蚊氏钳。<br>2. 缝合上腔荷包：递2—0荷包线，缝合右心耳荷包，递红尿管套管，加蚊氏钳。<br>3. 主动脉插管：递11♯刀＋主动脉插管管道(上面把冷灌针的冒接上)，固定管道，用弯钳＋麻线固定，接体外循环管。<br>4. 上腔插管：递11♯刀，中弯钳扩口，插管＋夹管钳，固定管道，弯钳＋麻线固定，接体外循环的上腔管道。<br>5. 缝合下腔荷包：递2—0荷包线，缝合下腔荷包，递红尿管套管，加蚊氏钳。<br>6. 下腔插管：递11♯刀，中弯钳扩口，插管＋夹管钳，固定管道，弯钳＋麻线固定，接体外循环的下腔管道。<br>7. 冷灌：<br>①递主动脉阻断钳，准备阻断主动脉远端；<br>②注射心脏停跳液，使心脏停跳，准备冰水、冰屑 | 14 | 一项不合格减2分 | | |

续表

| 项目 | | 考核要求 | 分值 | 扣分细则 | 扣分原因 | 得分 |
|---|---|---|---|---|---|---|
| 手术中(50分) | | 1. 切开右心房并切开房间隔,暴露二尖瓣;<br>2. 递11♯刀、组织剪、二尖瓣拉钩,充分暴露病变二尖瓣,递冰水,保护心脏 | 2 | 一项不合格减2分 | | |
| | | 铺手巾:<br>1. 在切口四周铺4块手巾;<br>2. 将夹线板安放在切口两侧(巾钳固定) | 2 | 一项不合格减2分 | | |
| | | 切除病变二尖瓣,递组织剪,准备小药杯,接取标本并放置好(需要换瓣时,另加里面的弯艾丽丝钳) | 2 | 一项不合格减2分 | | |
| | | 测瓣膜大小:递适宜的流出道探子23♯～34♯ | 2 | 一项不合格减2分 | | |
| | | 二尖瓣置入:<br>1. 间断缝合,根据医生需求递合适的二尖瓣换瓣线;用换瓣另加里面的异形针持夹针,根据医生需要夹正、反针。<br>2. 递人工瓣膜,将铭牌减去后准备短针持给医生 | 3 | 一项不合格减1.5分 | | |
| | | 置入二尖瓣、下针、打结:<br>1. 下针时准备中弯钳和组织剪,并用弯盘接取残针线;<br>2. 及时给医生手上、线上打水,及时递剪刀,剪线 | 2 | 一项不合格减2分 | | |
| | | 主动脉开放、观察心电监护仪、遵医嘱除颤:<br>1. 准备热水,松开主动脉阻断钳;<br>2. 提前准备好除颤手柄,遵医嘱准备除颤 | 2 | 一项不合格减2分 | | |
| | | 缝合房间隔:松开二尖瓣拉钩,递3♯大针PROLENE,缝合房间隔 | 1 | 一项不合格减1分 | | |
| | | 复温,缝合右房:<br>1. 递4♯大针PROLENE,缝合右房;<br>2. 需要用水时用温盐水 | 1 | 一项不合格减1分 | | |
| | | 拔管:去除切口四周的手巾和夹线板后,拔左心房管并打结、收取小针头,拔冷灌并打结,将上腔管放到右心房并用麻绳固定,拔下腔管并打结(中途如果哪个荷包收紧后还漏血,则需要用PROLENE加针) | 2 | 一项不合格减2分 | | |

| 项目 | 考核要求 | 分值 | 扣分细则 | 扣分原因 | 得分 |
|---|---|---|---|---|---|
| 手术中(50分) | 停体外循环：<br>1. 提前抽取鱼精蛋白中和(递鱼精蛋白原液、50 mL 注射器、头皮针，排好空气)；<br>2. 中和完成后，拔除主动脉插管并打结 | 2 | 一项不合格减2分 | | |
| | 胸腔止血：<br>1. 观察各插管位置及心房切口是否渗血，是否需要加针，将心包脂肪内的小血管用小直角夹住，然后用 7♯ 钳线结扎胸腔一圈；<br>2. 用骨蜡涂抹胸骨骨缝 | 1 | 一项不合格减1分 | | |
| | 放置引流管、止血材料：<br>1. 递引流管(消毒)、11♯刀、中弯钳、9×24 皮针，用7♯线固定；<br>2. 放置止血材料 | 1 | 一项不合格减1分 | | |
| | 关闭胸腔：<br>1. 关闭胸腔前清点物品：铺置 TIME OUT 巾，从细小物品开始，逐项清点。<br>2. 关闭胸腔后清点物品：铺置 TIME OUT 巾，与巡回护士双人清点手术器械及物品 | 2 | 一项不合格减2分 | | |
| 手术后(20分) | 手术结束后，再次与巡回护士清点器械及手术物品 | 2 | 未及时双人核对清点减2分 | | |
| | 遵循医疗废物管理原则，将锐器置于锐器盒内，将纱布置于黄色医疗垃圾袋内 | 2 | 1. 锐器未按规定处置减1分；<br>2. 纱布未按规定处置减1分 | | |
| | 确认手术患者护理记录单的内容，核对无误后签字 | 2 | 1. 未核对手术患者护理记录单的内容减1分；<br>2. 未签字减1分 | | |
| | 器械入筐前再次清点 | 2 | 器械入筐前未再次清点减2分 | | |
| | 器械核对无误后，将其送至后廊污染器械存放处 | 1 | 未按规定放置污染器械存放处减1分 | | |
| | 再次与手术医生核对标本信息并交接标本 | 2 | 未与手术医生双人核对标本袋信息并交接标本减2分 | | |
| | 提醒医生及时送检 | 2 | 室内遗留标本减2分 | | |

续表

| 项目 | | 考核要求 | 分值 | 扣分细则 | 扣分原因 | 得分 |
|---|---|---|---|---|---|---|
| 手术后(20分) | | 呼叫保洁人员,清洁室内 | 1 | 接台手术未及时呼叫保洁人员减1分 | | |
| | | 查看专科备用器械的存量,进行交接班 | 3 | 未查看及交接班减3分 | | |
| | | 补充次日手术所需的器械、敷料及物品,并合理放置 | 3 | 1. 物品准备不充分减2分;<br>2. 物品未合理放置减1分 | | |
| 总体评价(4分) | | 手术配合过程熟练,配合积极主动 | 1 | 不合格减1分 | | |
| | | 及时关注手术进展 | 1 | 不合格减1分 | | |
| | | 术中及时回收器械,擦拭血迹 | 1 | 不合格减1分 | | |
| | | 严格执行无菌技术操作原则 | 1 | 不合格减1分 | | |
| 总分 130 分 | | 思想品质 18 分合格;手术配合 85 分合格 | | | | |

### (九)达芬奇专科组洗手护士考评标准

**1. 达芬奇专科组洗手护士Ⅰ期考评标准**

考核节点:独立上台1周内

| 考核人员: | | 考核时间: | 考核者: | | 得分: | |
|---|---|---|---|---|---|---|

| 项目 | | 考核要求 | 分值 | 扣分细则 | 扣分原因 |
|---|---|---|---|---|---|
| 手术笔记(2分) | | 1. 手术笔记完成及时;<br>2. 书写认真、全面、重点突出 | 2 | 一项不合格减1分 | |
| 基础技能(20分) | 无菌技术操作 | 1. 符合无菌技术操作流程;<br>2. 严格执行无菌技术操作 | 10 | 一项不合格减5分 | |
| | 隔离技术 | 1. 明确手术室隔离技术操作原则;<br>2. 正确执行手术隔离技术 | 10 | 一项不合格减5分 | |
| 基础设备(4分) | 达芬奇 | 1. 知晓达芬奇的操作流程及注意事项;<br>2. 正确安装机器人保护套;<br>3. 掌握镜头的调试、检测;<br>4. 规范对接机械臂 | 4 | 一项不合格减1分 | |
| 重点环节(34分) | 患者身份核查 | 1. 患者入室后,护士持病历与手术麻醉信息系统核对;<br>2. 持病历与患者腕带进行反问式核对;<br>3. 查看患者的手术标记;<br>4. 在白板上书写患者的基本信息 | 8 | 一项不合格减2分 | |
| | 正确使用TIME OUT 巾 | 1. 使用时机合适;<br>2. 使用后及时收回;<br>3. 禁止另作他用 | 6 | 一项不合格减2分 | |

| 项目 | | 考核要求 | 分值 | 扣分细则 | 扣分原因 |
|---|---|---|---|---|---|
| 重点环节（34分） | 物品清点 | 1. 清点时机准确；<br>2. 与巡回护士双人逐项清点、同步唱点、原位清点；<br>3. 清点时，关注重点明确；<br>4. 禁止与巡回护士以外的人员清点 | 8 | 一项不合格减2分 | |
| | 标本管理 | 1. 取出标本后，及时询问医生标本的名称及送检情况（冰冻与病理）；<br>2. 根据情况及时告知巡回护士填写标本袋；<br>3. 双人核对装袋后，将标本袋放置在常规位置；<br>4. 手术结束后，与手术医生双人核对标本，无误后提醒医生及时送检 | 8 | 一项不合格减2分 | |
| | 手术交接 | 严格按手术室交接班SBAR流程进行交接（包括患者信息、手术器械、标本、高值物品），对术中特殊情况另加说明 | 4 | 一项不合格减1分 | |
| 专科手术（30分） | 物品准备 | 1. 机器人辅助前列腺癌根治术所需物品；<br>2. 机器人辅助肾部分切除术所需物品 | 30 | 一项不合格减5分 | |
| | 器械摆台 | 1. 机器人辅助前列腺癌根治术所需器械；<br>2. 机器人辅助肾部分切除术所需器械 | | | |
| | 消毒铺巾 | 1. 标准侧卧位；<br>2. 标准截石位 | | | |
| 专科要求（6分） | | 1. 掌握达芬奇专科器械的识别；<br>2. 掌握达芬奇常见故障的处理；<br>3. 规范安置机器人，定位放置 | 6 | 一项不合格减2分 | |
| 整体印象（4分） | | 1. 学习态度积极、认真、端正；<br>2. 关注手术进展情况，手术配合积极主动；<br>3. 遵循无菌技术操作原则；<br>4. 遵循垃圾分类原则 | 4 | 一项不合格减1分 | |

**2. 达芬奇专科组洗手护士Ⅱ期考评标准——机器人辅助下前列腺癌根治术**

| 考核节点：机器人辅助下前列腺癌根治术洗手配合达到30例 | | | | | | |
|---|---|---|---|---|---|---|
| 考核人员： | | 考核时间： | 考核者： | | 得分： | |
| 项目 | | 考核要求 | 分值 | 扣分细则 | 扣分原因 | 得分 |
| 思想品质（30分） | 个人素养 | 1. 工作态度；<br>2. 尊重师长；<br>3. 劳动纪律 | 1~5分评级 | 每项≥3分为合格 | | |
| | 职业素养 | 1. 慎独精神；<br>2. 团队协助；<br>3. 应急能力 | | | | |

| 项目 | | 考核要求 | 分值 | 扣分细则 | 扣分原因 | 得分 |
|---|---|---|---|---|---|---|
| 评估（4分） | 自身评估 | 1. 着装整齐，指甲已修剪；<br>2. 洗手衣裤符合穿衣规范 | 1 | 一项不合格减0.5分 | | |
| | 环境评估 | 1. 确认操作前已完成卫生清洁，确认操作前室内空调已开启；<br>2. 确认机器人线路连接正常 | 1 | 一项不合格减0.5分 | | |
| | 物品评估 | 检查室内物品补充情况 | 1 | 一项不合格减1分 | | |
| | 患者评估 | 术前了解当日配合手术患者的情况（患者有无特殊情况及患者的手术方式），了解医生对该手术的特殊要求，并熟悉局部解剖和手术步骤 | 1 | 1. 不清楚患者的手术方式减0.5分；<br>2. 未了解患者的特殊情况减0.5分 | | |
| 手术前（25分） | | 进入室内后开启机器人并自检机械臂，开启室内电脑。按手术通知单后，准备手术所需器械及物品 | 1.5 | 1. 未开启机器人并自检机械臂减0.5分；<br>2. 未开启电脑减0.5分；<br>3. 物品准备不充分减0.5分 | | |
| | | 患者核对：<br>1. 患者入室后，护士持病历与手术麻醉信息系统核对；<br>2. 持病历与患者腕带进行反问式核对；<br>3. 查看患者的手术标记；<br>4. 在白板上书写患者的基本信息；<br>5. 再次核对手术方式是否更改 | 5 | 一项不合格减1分 | | |
| | | 开启无菌敷料包及器械包：<br>1. 接触无菌敷料包前进行快速手消毒；<br>2. 检查无菌敷料包的完整性及灭菌情况；<br>3. 按无菌原则要求，使用无菌持物钳开启敷料包；<br>4. 检查无菌敷料包内的消毒灭菌指示卡；<br>5. 正确开启一次性物品并严格执行无菌技术操作原则 | 5 | 一项不合格减1分 | | |
| | | 洗手护士将机器人的机械臂调整到备用状态；提前15～30 min按外科刷手规范刷手上台 | 1 | 1. 未将机器人的机械臂调整到备用状态减0.5分；<br>2. 未按规定时间刷手减0.5分 | | |

| 项目 | 考核要求 | 分值 | 扣分细则 | 扣分原因 | 得分 |
|---|---|---|---|---|---|
| 手术前（25分） | 按规范穿手术衣、戴手套 | 1 | 一项不合格减0.5分 | | |
| | 正确套机器人无菌防护罩，防止污染。规范摆放手术器械及敷料，整理一次性物品，台面平整；与巡回护士双人唱点器械并检查其完整性 | 4 | 1. 套无菌防护罩不规范、污染减2分；2. 器械台整理不规范减1分；3. 器械清点不规范减1分 | | |
| | 协助医生严格按照要求规范消毒、铺置无菌单（严禁铺置第1层无菌单的医生继续铺置剩余敷料），按规范穿好手术衣，协助医生留置导尿管，及时传递尿管、尿袋、注射器 | 2.5 | 1. 未协助医生按规定铺置无菌单减1分；2. 未规范穿着手术衣减1分；3. 未协助医生留置导尿管减0.5分 | | |
| | 铺置 TIME OUT 巾，与巡回护士、手术医生、麻醉医生共同完成核查（患者信息及手术部位） | 2 | 1. 未铺置 TIME OUT 巾减1分；2. 未主持三方共同核查减1分 | | |
| | 及时连接各种管路和机器人系统：1. 熟练掌握镜头连接的方法，校正白平衡和3D目镜；2. 合理安置、固定镜头；3. 提前准备器械收纳袋，固定位置合适 | 3 | 一项不合格减1分 | | |
| 手术中（45分） | 协助医生建立切口：1. 熟悉穿刺器的位置，及时传递物品、器械；2. 切口建立后，将机器人的镜头固定于器械车上，人员不可远离 | 3 | 1. 未及时传递物品、器械减1分；2. 未将机器人镜头妥善固定减2分 | | |
| | 将机器人与患者对接：1. 在准确器的指引下，巡回护士将机器人从会阴部进入，以甜蜜点为准，微调并放置于最佳位置；2. 将机器人与戳卡连接起来，调整戳卡在体内的长度和高度 | 3 | 一项不合格减1.5分 | | |
| | 安装镜头与机器人器械：1. 关注镜头的对接方向和镜头的安置状态；2. 传递1、2、3号器械臂器械并自检，查看器械是否过期 | 2 | 一项不合格减1分 | | |

| 项目 | 考核要求 | 分值 | 扣分细则 | 扣分原因 | 得分 |
|---|---|---|---|---|---|
| 手术中(45分) | 探查腹腔，松解肠粘连带，关注术野，主动加热镜头 | 1 | 一项不合格减1分 | | |
| | 游离盆腔，以显露迷走神经复合体：<br>1. 递加长吸引器和加长无损钳；<br>2. 提前准备好血管夹备用 | 2 | 一项不合格减1分 | | |
| | 缝合迷走神经复合体：<br>1. 及时递3—0(15 cm)倒刺线，取出剪刀和双极，放置针持；<br>2. 熟练规范更换器械；<br>3. 熟知缝合线的规格、医生习惯，塑缝针为雪橇形 | 3 | 一项不合格减1分 | | |
| | 打开膀胱颈，横断尿道，切除前列腺及精囊，装标本：<br>1. 及时递50 mL注射器，用以抽尿管气囊，将尿管气囊拉出至膀胱颈口，递弯钳，用以固定尿管气囊；<br>2. 提前准备紫色血管夹及标本袋 | 2 | 一项不合格减1分 | | |
| | 留取远端尿道及膀胱颈口并送病理检查，进行后壁重建：<br>1. 及时收取标本；<br>2. 及时传递3—0(20 cm)倒刺线(提前塑为"U"形)；<br>3. 熟知缝合线的规格、医生习惯 | 3 | 一项不合格减1分 | | |
| | 当创面止血后，吻合膀胱、尿道，重置18号三腔橡胶尿管：<br>1. 及时传递2—0双针倒刺线；<br>2. 提前将50 mL空针抽满盐水备用；<br>3. 提前准备好18#三腔橡胶尿管并湿水；<br>4. 关注手术进展，提前询问医生所需物品并告知巡回护士 | 4 | 一项不合格减1分 | | |
| | 止血，放止血材料，放引流管，撤离机器人：<br>1. 提前与医生沟通所需的止血材料，准备好引流管；<br>2. 穿好皮针丝线，备用；<br>3. 规范取出机器人器械及镜头，并将所有的机器人手臂升至最高；<br>4. 熟练取出机器人器械，妥善安置镜头 | 4 | 一项不合格减1分 | | |

续表

| 项目 | 考核要求 | 分值 | 扣分细则 | 扣分原因 | 得分 |
|------|----------|------|----------|----------|------|
| 手术中(45分) | 缝合穿刺器切口，撤机器人镜头：<br>1. 穿好皮针丝线，备用；<br>2. 提前准备4号线，用以牵引标本袋；<br>3. 规范撤机器人镜头；<br>4. 规范撤机器人光源线；<br>5. 与腔镜中心巡回护士同时清点机器人器械，检查完整性，然后由腔镜中心人员统一下送 | 5 | 一项不合格减1分 | | |
| | 小切口取标本：<br>1. 及时传递皮刀、纱布、艾丽丝钳；<br>2. 取出标本后，与医生及时确认名称，与巡回护士及时进行双人核对；<br>3. 及时将所有标本装入标本袋 | 3 | 一项不合格减1分 | | |
| | 铺置TIME OUT巾：<br>1. 整理手术用物；<br>2. 与巡回护士双人清点手术器械及物品，清点完毕后，及时主动地配合其他工作 | 2 | 一项不合格减1分 | | |
| | 关闭腹腔：<br>1. 提前准备2把艾丽丝钳，用以提拉腹壁；<br>2. 提前准备13×34皮针、7♯线，用以缝合腹膜和肌肉 | 2 | 一项不合格减1分 | | |
| | 铺置TIME OUT巾：<br>1. 与巡回护士再次共同清点手术器械及物品；<br>2. 清点完毕后，及时根据手术进展情况主动配合其他工作 | 2 | 一项不合格减1分 | | |
| | 缝合皮肤：<br>1. 根据手术情况提前准备医生所需缝线（大皮针、4♯线）；<br>2. 提前准备伤口敷料贴 | 1 | 一项不合格减0.5分 | | |
| | 粘贴伤口，撤除手术相关物品：<br>1. 撤离时遵循无菌技术操作原则；<br>2. 协助医生连接引流袋；<br>3. 协助医生撤除手术敷料 | 3 | 一项不合格减1分 | | |
| 手术后(18分) | 手术结束后，再次与巡回护士清点器械及手术物品 | 2 | 未及时双人核对清点减2分 | | |
| | 遵循医疗废物管理原则，将锐器置于锐器盒内，将纱布置于黄色医疗垃圾袋内 | 2 | 1. 锐器未按规定处置减1分；<br>2. 纱布未按规定处置减1分 | | |

| 项目 | 考核要求 | 分值 | 扣分细则 | 扣分原因 | 得分 |
|---|---|---|---|---|---|
| 手术后(18分) | 确认手术患者护理记录单的内容，核对无误后签字 | 2 | 1. 未核对手术患者护理记录单的内容减1分；<br>2. 未签字减1分 | | |
| | 器械入筐前再次清点 | 2 | 器械入筐前未再次清点减2分 | | |
| | 核对器械无误后，将其送至后廊污染器械存放处 | 1 | 未按规定放置污染器械减1分 | | |
| | 再次与手术医生核对标本信息并交接标本 | 2 | 未与手术医生双人核对标本袋信息并交接标本减2分 | | |
| | 提醒医生及时送检 | 4 | 室内遗留标本减4分 | | |
| | 呼叫保洁人员，清洁室内 | 1 | 接台手术未及时呼叫保洁人员减1分 | | |
| | 补充次日手术所需的器械、敷料及物品，并合理放置 | 2 | 1. 物品准备不充分减1分；<br>2. 物品未合理放置减1分 | | |
| 总体评价(8分) | 手术配合过程熟练，及时关注手术进展、配合积极主动 | 2 | 不合格减2分 | | |
| | 术中关注机器人器械及镜头的规范使用 | 2 | 不合格减2分 | | |
| | 术中及时回收器械，擦拭血迹 | 2 | 不合格减2分 | | |
| | 严格执行无菌技术操作原则 | 2 | 不合格减2分 | | |
| 总分130分 | 思想品质18分合格；手术配合85分合格 | | | | |

## 二、巡回护士考评标准

| 考核节点：0期、1期、Ⅱ期全程 | | | | | |
|---|---|---|---|---|---|
| 考核人员： | 考核时间： | 考核者： | | 得分： | |
| 项目 | | 考核要求 | 分值 | 扣分细则 | 扣分原因 | 得分 |

| 项目 | | 考核要求 | 分值 | 扣分细则 | 扣分原因 | 得分 |
|---|---|---|---|---|---|---|
| 思政品质(30分) | 个人素养 | 1. 工作态度；<br>2. 尊重师长；<br>3. 劳动纪律 | 1~5分评级 | 每项≥3分为合格 | | |
| | 职业素养 | 1. 慎独精神；<br>2. 团队协作；<br>3. 应急能力 | | | | |

| 项目 | | 考核要求 | 分值 | 扣分细则 | 扣分原因 | 得分 |
|---|---|---|---|---|---|---|
| 评估<br>(8分) | 人员评估 | 1. 着装整齐，指甲已修剪；<br>2. 洗手衣裤符合穿衣规范 | 2 | 一项不合格减1分 | | |
| | 环境评估 | 1. 确认手术间环境整洁、仪器设备定位放置、地面无污渍；<br>2. 确认手术间空调已开启，温度21～25 ℃、相对湿度30%～60%；<br>3. 准备床单位(保暖)；<br>4. 登录手术麻醉信息系统和医院信息系统 | 2 | 一项不合格减0.5分 | | |
| | 物品评估 | 1. 手术间物品齐全；<br>2. 无菌物品在有效期内 | 2 | 一项不合格减1分 | | |
| | 患者评估 | 1. 确认手术间手术有无变动；<br>2. 确认患者接台顺序有无变动；<br>3. 确认有无暂停的手术；<br>4. 确认有无急诊加台手术 | 2 | 一项不合格减0.5分 | | |
| 等候处<br>(12分) | 身份核查 | 1. 正确拿取病历(确认手术间房号)。<br>2. 手持病历、手术安全核查表与手术通知单，核对病区、床号、姓名、住院号、性别、诊断、拟行手术名称、手术医生等。<br>3. 核对"手牌"。<br>4. 手持病历、手术安全核查表，与患者腕带进行核对：<br>①反问式核对患者信息(同上)；<br>②查看手术部位标识。<br>5. 对手术患者交接记录单进行逐项核对：<br>①患者禁饮食情况、皮肤状况、排空膀胱情况、是否在月经期、手术史；<br>②术中用药、影像资料；<br>③核查患者着装(穿病号服，带一次性手术帽子，去除义齿、眼镜、金属物品、饰品)；<br>④术前医嘱执行情况(药敏试验、备皮)；<br>⑤静脉通路(数量、输液卡)。<br>6. 核对血型、备血情况、手术相关检查及检验等 | 12 | 一项不合格减1分 | | |
| 手术前<br>(27分) | 术前准备 | 1. 压疮防护；<br>2. 安置患者于床单位，给予保温，妥善固定患者；<br>3. 与手术麻醉信息系统核对患者信息，填写手术登记表眉栏；<br>4. 准备静脉通路(按需)；<br>5. 核对医嘱，正确使用术前抗生素；<br>6. 准备体位垫及骨盆固定架 | 6 | 一项不合格减1分 | | |

| 项目 | | 考核要求 | 分值 | 扣分细则 | 扣分原因 | 得分 |
|---|---|---|---|---|---|---|
| 手术前<br>(27分) | 麻醉实施前核查(给药前) | 1. 麻醉医生:主持,站于患者头部。<br>①持麻醉知情同意书;<br>②反问式核查患者信息;<br>③陈述麻醉设备的准备情况。<br>2. 手术医生:站于巡回护士对侧。<br>①持病历核对患者信息;<br>②陈述术前准备情况;<br>③在安全核查表上签字。<br>3. 手术室护士:站于患者腕带侧。<br>①核对患者腕带信息;<br>②陈述液体准备情况 | 6 | 一项不合格减2分 | | |
| | 留置导尿 | 1. 掌握导尿时机;<br>2. 严格执行无菌技术操作原则 | 2 | 一项不合格减1分 | | |
| | 物品清点 | 1. 手术物品清点时机。<br>2. 手术物品清点原则:<br>①双人逐项清点;<br>②同步唱点;<br>③逐项即刻记录。<br>3. 清点物品无遗漏,检查器械及物品的完整性 | 3 | 一项不合格减1分 | | |
| | 手术开始前核查(摆放体位前) | 1. 麻醉医生:站于患者头侧。<br>①核对患者信息;<br>②核对手术方式及手术部位;<br>③陈述术中麻醉关注点。<br>2. 手术医生:主持,站于巡回护士对侧。<br>①陈述患者信息;<br>②核对手术方式(影像资料)及手术部位;<br>③预估手术时间;<br>④预估术中出血情况;<br>⑤强调特殊关注点。<br>3. 手术室护士:站于患者腕带侧。<br>①核对患者信息;<br>②核对手术部位标记;<br>③陈述物品和设备准备情况;<br>④陈述术前、术中用药情况 | 4 | 一项不合格减1分 | | |
| | 体位摆放 | 1. 充分暴露术野、保护患者隐私、保暖;<br>2. 维持肢体、关节的生理功能体位;<br>3. 正确约束患者,松紧适宜;<br>4. 检查各种管道及导线,避免皮肤受压;<br>5. 保护患者眼睛;<br>6. 安置麻醉头架 | 6 | 一项不合格减1分 | | |

| 项目 | | 考核要求 | 分值 | 扣分细则 | 扣分原因 | 得分 |
|---|---|---|---|---|---|---|
| 手术中<br>(29分) | 切皮前准备 | 1. 协助消毒铺巾；<br>2. 遵医嘱开启高值物品；<br>3. 连接各种仪器设备 | 3 | 一项不合格减1分 | | |
| | 切皮前核查(消毒铺巾后) | 1. 麻醉医生：站于患者头侧。<br>①核对患者信息、手术方式；<br>②确认手术部位。<br>2. 手术医生：主持，站于患者术侧。<br>①陈述患者病区、床号、姓名、手术方式；<br>②确认手术部位。<br>3. 手术室护士：巡回护士站于患者腕带侧，手持手术安全核查表；洗手护士铺置 TIME OUT 巾。<br>①核对患者信息、手术方式；<br>②确认手术部位 | 4 | 一项不合格减2分 | | |
| | 术中配合 | 1. 密切关注手术进展，及时提供手术所需物品。<br>2. 术中添加物品，原位清点，即刻记录。<br>3. 术中每 30 min 巡视一次患者情况并记录：<br>①静脉输液情况(有无静脉炎、液体外渗，有无血制品及输血反应)；<br>②保温设备使用情况(加温毯、加温仪、体温检测)；<br>③管路(胃管、营养管、尿管)；<br>④手术体位(安全舒适、衬垫适宜、固定良好、减压措施)。注意气压止血带的使用情况(部位、压力、时间)。<br>4. 管理参观人员，监督手术人员无菌技术操作情况。<br>5. 严格执行无菌技术操作原则，正确执行口头医嘱(高值物品)。<br>6. 正确填写标本袋信息，及时核对、及时装袋、规范送检、固定放置。<br>7. 合理进行术中用药(术中抗生素、化疗药)。<br>8. 术中交接规范、全面。<br>9. 正确执行 TOIME OUT 巾的使用方法(切皮前、关闭体腔前) | 9 | 一项不合格减1分 | | |

| 项目 | | 考核要求 | 分值 | 扣分细则 | 扣分原因 | 得分 |
|---|---|---|---|---|---|---|
| 手术中（29分） | 关闭体腔前核查 | 1. 麻醉医生：<br>①站于麻醉电脑旁；<br>②记录实际手术方式。<br>2. 手术医生：<br>①站于手术床旁；<br>②参与手术物品清点；<br>③陈述手术方式及引流情况。<br>3. 手术室护士：洗手护士主持，站于器械车旁；铺置TIME OUT巾。手术医生、巡回护士、洗手护士共同清点手术物品。<br>4. 及时填写并打印术中护理记录单 | 4 | 一项不合格减1分 | | |
| | 关闭体腔后 | 1. 手持术中护理记录单，与洗手护士再次清点；<br>2. 完善术中护理记录单；<br>3. 腔镜手术后需及时收整各类仪器设备的线路；<br>4. 正确收费 | 4 | 一项不合格减1分 | | |
| | 缝合皮肤后 | 1. 手持术中护理记录单，与洗手护士再次清点；<br>2. 完善术中护理记录单并签字；<br>3. 腔镜手术后需及时收整各类仪器设备的线路；<br>4. 正确收费；<br>5. 器械入筐前再次清点 | 5 | 一项不合格减1分 | | |
| 手术后（16分） | 患者离室前核查（移至转运床后） | 将患者转移至转运床。<br>1. 麻醉医生：站于患者头侧。<br>①核对患者信息；<br>②陈述患者去向。<br>2. 手术医生：站于巡回护士对侧。<br>①确认手术方式；<br>②与手术室护士交接标本。<br>3. 手术室护士：巡回护士主持，站于转运床一侧。<br>①确认手术方式；<br>②检查皮肤完整性；<br>③陈述各种管路情况；<br>④陈述术中用药、输血情况 | 8 | 一项不合格减2分 | | |

续表

| 项目 | | 考核要求 | 分值 | 扣分细则 | 扣分原因 | 得分 |
|---|---|---|---|---|---|---|
| 手术后<br>（16分） | 患者交接（麻醉恢复室、ICU、病房） | 巡回护士持手术患者交接单进行交接：<br>1. 与麻醉后检测治疗室（PACU）护十核对患者姓名、住院号；<br>2. 告知手术方式；<br>3. 交接术中输液、用药及血制品使用的情况；<br>4. 交接各种管道放置的情况；<br>5. 交接皮肤状况；<br>6. 交接制动部位情况；<br>7. 交接手术物品及影像资料情况；<br>8. 交接患者的特殊情况 | 8 | 一项不合格减1分 | | |
| 总体评价（8分） | | 1. 关注手术进展情况，及时提供手术所需物品；<br>2. 关注重点环节，保证患者安全；<br>3. 遵循手术体位安置原则，及时约束，合理安置；<br>4. 术后整理符合科室要求 | 8 | 一项不合格减2分 | | |
| 总分130分 | | 思想品质18分合格；手术配合85分合格 | | | | |

下 篇

# 手术室基础理论考核题

# 第十四章 法律法规

## 一、单选题(共 15 题)

1. 关于手术室更衣管理制度,下列说法错误的是( )

A. 所有参加手术的人员进入手术室前,必须先办理登记手续

B. 进入手术室先换鞋,再入更衣室更换手术衣裤、帽子、口罩

C. 更衣室设专人管理,严禁吸烟,保持室内清洁、整齐

D. 手术完毕,交回手术衣,并将手术衣放入指定衣袋内,将钥匙退还手术室

E. 大型手术均可进入参观

2. 根据对患者人身造成的损害程度,《医疗事故处理条例》将医疗事故分为( )

A. 2 级      B. 3 级      C. 4 级      D. 5 级      E. 6 级

3. 以下属于医疗事故的是( )

A. 在紧急情况下为抢救垂危患者生命而采取紧急医学措施,造成不良后果

B. 无过错输血感染造成不良后果

C. 药物不良反应造成不良后果

D. 因患方原因延误诊疗导致不良后果

E. 药物应用不当造成不良后果

4. 内科医生王某,在春节探亲的火车上遇到一位产妇临产,因车上无其他医务人员,王某遂协助产妇分娩。在分娩过程中,因牵拉过度,导致新生儿左上肢臂丛神经损伤。王某行为的性质为( )

A. 违规行为,构成医疗事故      B. 非法行医,不属医疗事故

C. 超范围执业,构成医疗事故      D. 见义勇为,不构成医疗事故

E. 虽造成不良后果,但不属于医疗事故

5. 发生重大医疗过失行为的,医疗机构应当向所在地卫生行政部门报告的时间为( )

A. 12 h 内      B. 24 h 内      C. 36 h 内      D. 48 h 内      E. 72 h 内

6. 护士申请延续注册的时间为( )

A. 有效期届满前半年      B. 有效期届满前 30 d

C. 有效期届满后 30 d      D. 有效期届满后半年

E. 有效期届满日

7. 护士执业注册的有效期为( )

A. 2 年      B. 3 年      C. 4 年      D. 5 年      E. 8 年

8. 患者有损害,因下列情形之一的,推定医疗机构没有过错( )

A. 违反法律、行政法规、规章以及其他有关诊疗规范的规定

B. 隐匿或者拒绝提供与纠纷有关的病历资料

C. 伪造、篡改或者销毁病历资料

D. 医务人员在抢救生命垂危的患者等紧急情况下没有尽到合理诊疗义务

E. 当时的医疗水平难以诊治

9. 医疗废物处理登记资料应至少保存（　　　　）

A. 3 个月　　　　　B. 半年　　　　　C. 1 年　　　　　D. 2 年　　　　　E. 3 年

10. 下列关于医疗废物管理的说法错误的是（　　　　）

A. 感染性、病理性废物置于黄色垃圾袋/桶中

B. 将损伤性废物置于利器盒中

C. 放入包装物或者容器内的废弃物不得取出

D. 运送医疗废物的专业运输工具应当防渗漏、防遗撒、无锐利边角、易于装卸和清洁，做到密闭转运

E. 对医疗废物中病原体的培养基、标本、菌种、毒种保存液等高危性废物，应当密闭封装，按照感染性废物处理

11. 医疗事故技术鉴定费用的支付原则为（　　　　）

A. 医疗机构支付

B. 患方支付

C. 提出医疗事故处理申请的一方支付

D. 属于医疗事故的，鉴定费由医疗机构支付；不属于医疗事故的，鉴定费由提出医疗事故处理申请的一方支付

E. 医疗机构和患方各支付一半

12. 医疗事故分为（　　　　），其中造成患者死亡、重度残疾的属（　　　　）

A. 四级；四级医疗事故　　　　　B. 四级；一级医疗事故

C. 三级；一级医疗事故　　　　　D. 三级；三级医疗事故

E. 四级；三级医疗事故

13. 医疗事故是医疗机构及其医务人员在医疗活动中，违反卫生管理法律、行政法规、部门规章和诊疗护理规范、常规，怎样造成患者人身损害的事故（　　　　）

A. 故意　　　　　　　　　　B. 无过错

C. 过错　　　　　　　　　　D. 过失

E. 不能预见原因

14. 发生导致患者死亡或者可能为二级以上医疗事故的重大医疗过失行为的，医疗机构应当向卫生行政部门报告的时间为（　　　　）

A. 6 h 内　　　　　B. 12 h 内　　　　　C. 24 h 内　　　　　D. 48 h 内　　　　　E. 72 h 内

15. 造成患者轻度残疾、器官组织损伤，导致一般功能障碍的属于（　　　　）

A. 一级医疗事故　　　　　　B. 二级医疗事故

C. 三级医疗事故　　　　　　D. 四级医疗事故

E. 一般损伤

## 二、多选题(共 12 题)

1. 下列关于手术人员着装注意事项的说法错误的有( )

A. 内穿衣物不能露于刷手服或者参观衣外,如衣领、衣袖、裤腿等

B. 手术帽应 4 h 更换一次,污染时应立即更换

C. 使用后的刷手服及保暖夹克应每天更换,统一回收并进行清洗、消毒,不应存放在个人物品柜中继续使用

D. 外科口罩摘下后及时丢弃,摘除口罩后应洗手

E. 当工作人员身体被血液、体液大范围污染时,应在淋浴或洗澡后更换刷手服

2. 护士应严格执行医嘱,发现医嘱违反以下哪几项后,应及时与医师沟通或按规定报告( )

A. 法律　　　　　　　　　　B. 法规

C. 规章　　　　　　　　　　D. 临床诊疗技术规范

E. 治疗习惯

3. 下列对手术室人员着装要求正确的有( )

A. 在手术室内应穿防护拖鞋,以防护足部被患者体液、血液污染或被锐器损伤

B. 当刷手服在每天使用后或污染时,应统一回收并送至医院认证的洗涤机构进行洗涤

C. 对洗涤后的刷手服,应使用定期清洁、消毒密闭车或容器进行存放、转运

D. 防护拖鞋应"一人一用一消毒"

E. 刷手服所使用的面料应具备紧密编织、落絮少、耐磨性强的特点

4. 患者有损害,因下列情形之一的,推定医疗机构有过错( )

A. 违反法律、行政法规、规章以及其他有关诊疗规范的规定

B. 隐匿或者拒绝提供与纠纷有关的病历资料

C. 伪造、篡改或者销毁病历资料

D. 医务人员在抢救生命垂危的患者等紧急情况下已尽到合理诊疗义务

E. 当时的医疗水平难以诊治

5. 下列关于手术室参观制度的说法正确的有( )

A. 除参加手术人员及相关人员外,其他人员一律不准入内

B. 院外参观人员必须经医务部批准,方可参观

C. 每个手术间内参观人员一般不超过 2 或 3 人

D. 参观人员只限在本专业领域的手术间内,不得随意跨专业参观

E. 感染手术、夜间急诊手术禁止参观

6. 参观者应严格遵守无菌原则,下列说法正确的有( )

A. 不得离手术台过近

B. 距离手术台应大于 50 cm

C. 不得站得太高

D. 谢绝患者亲友、与手术无关的人员参观手术室

E. 不得进入非参观手术间

7. 患者有权复印或者复制的病历资料有国务院卫生行政部门规定的其他病历资料以及（    ）

A. 门诊病历、住院志、体温单、医嘱单

B. 化验单（检验报告）、医学影像检查资料

C. 特殊检查同意书、手术同意书

D. 手术及麻醉记录、护理记录

E. 病理资料

8. 医疗事故赔偿，需要赔偿的项目有（    ）

A. 误工费                    B. 住院伙食补助费

C. 住宿费                    D. 被抚养人生活费

E. 原发病医疗费用

9. 发生医疗事故争议时，下列文件中应当在医患双方在场的情况下封存和启封的有（    ）

A. 死亡病例讨论记录          B. 疑难病例讨论记录

C. 上级医生查房记录          D. 会诊意见

E. 病程记录

10. 护士的合法权益包括（    ）

A. 有获取工资报酬、享受福利待遇、参加社会保险的权利

B. 有获得与其所从事的护理工作相适应的卫生防护、医疗保健服务的权利

C. 有按照国家相关规定获得与本人业务能力和学术水平相适应的专业技术职务、职称的权利

D. 有参加专业培训、从事学术研究和交流、参加行业协会和专业学术团体的权利

E. 有获得疾病诊疗、护理相关信息的权利和其他与履行护理职责相关的权利，可以对医疗卫生机构和卫生主管部门的工作提出意见和建议

11. 为了规范护士执业行为、提高护理质量、改善护患关系，《医疗事故处理条例》明确规定护士应当承担的义务包括（    ）

A. 护士应当遵守法律、法规、规章和诊疗技术规范的规定

B. 在执业活动中，当发现患者病情危急时，护士应当立即通知医师；在紧急情况下，为抢救垂危患者生命，护士应当先行实施必需的紧急救护

C. 发现医嘱违反法律、法规、规章或者诊疗技术规范规定的，护士应当及时向开具医嘱的医师提出；必要时，护士应当向该医师所在科室的负责人或者医疗卫生机构负责医疗服务管理的人员报告

D. 护士应当尊重、关心、爱护患者，保护患者的隐私

E. 护士有义务参与公共卫生和疾病预防控制工作

12. 医疗机构不得允许在本机构从事诊疗技术规范规定的护理活动的人员包括（    ）

A. 未正确办理执业地点变更手续的护士

B. 未取得护士执业证书的人员

C. 护士执业注册有效期届满未延续执业注册的护士

D. 取得护士执业证书且在有效期内的人员

E. 执业证书被吊销的人员

## 三、是非题（共 6 题）

1. 患职业病的护士，不能获得赔偿。（　　　）

A. 正确　　　　　　　　　　B. 错误

2. 医疗机构及其医务人员在医疗活动中，必须严格遵守医疗卫生管理法律、行政法规、部门规章和诊疗护理规范、常规，恪守医疗服务职业道德。（　　　）

A. 正确　　　　　　　　　　B. 错误

3. 对发生医疗事故的有关医务人员，除依照相应条款处罚外，卫生行政部门可以责令暂停 6 个月以上 1 年以下执业活动；情节严重的，吊销其执业证书。（　　　）

A. 正确　　　　　　　　　　B. 错误

4. 根据《医疗事故处理条例》第 50 条规定，医疗机构需要赔偿患者住院期间的所有医疗费。（　　　）

A. 正确　　　　　　　　　　B. 错误

5. 造成患者死亡的，精神损害抚慰金赔偿年限最长不超过 10 年。（　　　）

A. 正确　　　　　　　　　　B. 错误

6. 从事直接接触有毒有害物质、有感染传染病危险工作的护士，有依照有关法律、行政法规的规定接受职业健康监护的权利。（　　　）

A. 正确　　　　　　　　　　B. 错误

# 参考答案

**一、单选题**

1. E  2. C  3. E  4. D  5. A  6. B  7. D  8. E  9. E  10. E  11. D  12. B  13. D  14. D  15. C

**二、多选题**

1. ACDE  2. ABCD  3. ABCDE  4. ABC  5. ABCE  6. ACDE  7. ABCDE  8. ABCD  9. ABCDE  10. ABCDE  11. ABCDE  12. ABCE

**三、是非题**

1. B  2. A  3. A  4. B  5. B  6. A

# 部分试题解析

**一、单选题**

10. 解析：对医疗废物中病原体的培养基、标本、菌种、毒种保存液等高危性废物，应当首先在产生地点进行压力蒸汽灭菌或者化学消毒处理，然后按感染性废物收集处理。

15. 解析：造成患者死亡、重度残疾的为一级医疗事故。

**二、多选题**

1. 解析：手术帽应每天更换，污染时应立即更换。

5. 解析：只限在指定的手术间内，不得随意在手术间内穿行。

6. 解析：距离手术台应大于 30 cm。

8. 解析：医疗事故赔偿项目包括造成人身损害进行治疗产生的医疗费、误工费、住院伙食补助费、陪护费、残疾生活补助费、丧葬费、被扶养人生活费、交通费、住宿费、精神损害抚慰金。

**三、是非题**

4. 解析：按照医疗事故对患者造成的人身损害进行治疗所发生的医疗费用计算，凭据支付，但不包括原发病医疗费用。结案后确实需要继续治疗的，按照基本医疗费用支付。

5. 解析：造成患者死亡的，精神损害抚慰金赔偿年限最长不超过 6 年；造成患者残疾的，赔偿年限最长不超过 3 年。

# 第十五章　感染控制

一、单选题(共 45 题)

1. 压力蒸汽灭菌包的重量要求：器械包的重量不宜超过(　　)

A. 5 kg　　　　B. 6 kg　　　　C. 7 kg　　　　D. 8 kg　　　　E. 10 kg

2. 压力蒸汽灭菌包的重量要求：敷料包的重量不宜超过(　　)

A. 5 kg　　　　B. 6 kg　　　　C. 7 kg　　　　D. 8 kg　　　　E. 10 kg

3. 可通过直接接触患者或被污染的物体表面时获得、随时通过手传播、与医院感染密切相关的是(　　)

A. 暂居菌　　　B. 常居菌　　　C. 病毒　　　　D. 支原体　　　E. 衣原体

4. 无感染且顺利完成的胃肠道、阴道手术切口属于(　　)

A. Ⅰ类切口

B. Ⅱ类切口

C. Ⅲ类切口

D. Ⅳ类切口

E. I 或Ⅱ类切口

5. 以下不属于清洁类切口的是(　　)

A. 呼吸道手术切口

B. 颅脑手术切口

C. 闭合性骨折切口

D. 甲状腺手术切口

E. 疝气手术切口

6. 下列关于预防外科手术部位感染的说法错误的是(　　)

A. 如需预防用抗菌药物，应在皮肤切口前 30 min 至 2 h 或麻醉诱导期给予合理种类和合理剂量的抗菌药物

B. 有明显皮肤感染或者患感冒、流感等呼吸道疾病，以及携带或者感染多重耐药菌的医务人员，在未治愈前不应当参加手术

C. 手术人员要严格执行外科手消毒

D. 保证使用的手术器械、器具及物品等达到消毒水平

E. 保证手术室门关闭，尽量保持手术室正压通气，环境表面清洁，最大程度地减少人员数量和人员流动

7. 围手术期给予抗菌药物的时间为切皮前(　　)

A. 0.5~2 h　　B. 1~2 h　　　C. 2~3 h　　　D. 2~4 h　　　E. 3~4 h

8. 外科手消毒清洗双手的部位是(　　)

A. 双手、前臂

B. 双手、前臂和上臂下 1/3

C. 双手、前臂和上臂上 1/3

D. 双手、前臂、上臂

E. 双手、前臂和上臂下 2/3

9. 下列关于外科手消毒应遵循原则的说法正确的是（　　　）

A. 不用洗手，消毒就行

B. 在不同患者手术之间，仅需进行外科洗手，不用进行手消毒

C. 当术中手套破损或手被污染时，不需要进行外科洗手，只需要进行手消毒

D. 在不同手术之间或当手套破损、手被污染时，应重新进行外科手消毒

E. 先消毒双手、再洗手

10. 进行外科手消毒后，手的放置位置正确是（　　　）

A. 自然下垂

B. 举过头顶

C. 保持于胸前并高于腰部

D. 不碰任何无菌物品，放于身体两侧即可

E. 可放于无菌器械台上

11. 脱手套时正确的方法是（　　　）

A. 先脱手套、后脱手术衣

B. 用戴手套的手抓取另一手的手套内面翻转并摘除

C. 已脱手套的手不能直接接触另一手套外面

D. 将脱下的手套放于黑色垃圾袋内

E. 已脱手套的手抓取另一手套的边缘翻转并摘除

12. 手术中打开无菌持物钳后干燥保存的时间为（　　　）

A. 1 h　　　　　　B. 2 h　　　　　　C. 3 h　　　　　　D. 4 h　　　　　　E. 6 h

13. 手术区皮肤消毒的范围应包括手术切口周围（　　　）

A. 15 cm 的区域　　　　　　　　B. 20 cm 的区域

C. 25 cm 的区域　　　　　　　　D. 30 cm 的区域

E. 10 cm 的区域

14. 腰椎手术消毒的范围是（　　　）

A. 上至肩、下至髂嵴连线、两侧至腋中线

B. 上至肩、下至髂嵴连线、两侧至腋前线

C. 上至腋窝连线、下过臀部、两侧至腋中线

D. 上至腋窝连线、下过臀部、两侧至腋前线

E. 上至肩、下至大腿上 1/3、两侧至腋前线

15. 下列关于无菌物品的存放要求的说法正确的是（　　　）

A. 距地面 20～25 cm；距墙面≥10 cm；距天花板≥30 cm

B. 距地面 20～25 cm；距墙面 5～10 cm；距天花板≥40 cm

C. 距地面 20～25 cm；距墙面 5～10 cm；距天花板≥30 cm

D. 距地面 20～25 cm；距墙面 5～10 cm；距天花板≥50 cm

E. 距地面 20～25 cm；距墙面≥10 cm；距天花板≥50 cm

16. 纸塑高温高压灭菌方法的有效期为（　　　）

A. 1 个月　　　　B. 3 个月　　　　C. 6 个月　　　　D. 9 个月　　　　E. 12 个月

17. 无菌间用于存放无菌物品，室内温、湿度正确的是（　　）

A. ≤26 ℃；≤60％　　　　　　　B. ≤27 ℃；≤50％

C. ≤27 ℃；≤60％　　　　　　　D. ≤26 ℃；≤50％

E. ≤25 ℃；≤50％

18. 下列关于手术室环境表面清洁与消毒的说法错误的是（　　）

A. 对少量溅污（＜10 mL）先消毒、再清洁

B. 大量溅污先采用吸附材料覆盖、消毒清除后再实施清洁消毒

C. 避免塑胶地面破损形成生物膜

D. 使用的消毒剂应现用现配

E. 清洁工具应分区使用，实行颜色标记

19. 使用含有有效氯 2000～5000 mg/L 的含氯消毒剂擦拭物品表面或拖地，可杀灭所有细菌（含芽孢）、真菌、病毒的作用时间为（　　）

A. 5 min　　　　　B. 10 min　　　　　C. 20 min　　　　　D. 30 min　　　　　E. 60 min

20. 洁净手术室及其他洁净用房的空气效果监测时间是（　　）

A. 在洁净系统自净 30 min 后与从事医疗活动前采样

B. 关闭门窗，处于静态下 10 min 后采样

C. 物品表面清洁后 30 min 采样

D. 手术结束后立即采样

E. 在洁净系统自净 20 min 后采样

21. 100 级手术间空气监测时的布点数是（　　）

A. 手术区 13，周边区 8，对照 2　　B. 手术区 5，周边区 6，对照 2

C. 手术区 3，周边区 6，对照 2　　D. 手术区 3，周边区 4，对照 2

E. 手术区 5，周边区 4，对照 2

22. 1000 级手术间空气监测时的布点数是（　　）

A. 手术区 13，周边区 8，对照 2　　B. 手术区 5，周边区 6，对照 2

C. 手术区 4，周边区 6，对照 2　　D. 手术区 4，周边区 4，对照 2

E. 手术区 5，周边区 4，对照 2

23. 10000 级手术间空气监测时的布点数是（　　）

A. 手术区 13，周边区 8，对照 2　　B. 手术区 5，周边区 6，对照 2

C. 手术区 3，周边区 6，对照 2　　D. 手术区 3，周边区 4，对照 2

E. 手术区 5，周边区 4，对照 2

24. 手卫生消毒效果监测采样的时间是（　　）

A. 执行手卫生后、接触患者或从事医疗活动前

B. 执行手卫生前

C. 执行七步洗手法后

D. 脱手术衣、摘手套后

E. 穿无菌手术衣后、戴无菌手套前

25. 100 级手术间最少的术间自净时间为（　　　　）

A. 10 min　　　　B. 15 min　　　　C. 20 min　　　　D. 25 min　　　　E. 30 min

26. 1000 级手术间最少的术间自净时间为（　　　　）

A. 10 min　　　　B. 15 min　　　　C. 20 min　　　　D. 25 min　　　　E. 30 min

27. 10000 级手术间最少的术间自净时间为（　　　　）

A. 10 min　　　　B. 15 min　　　　C. 20 min　　　　D. 25 min　　　　E. 30 min

28. 下列疾病污染的器械需要消毒后清洗的是（　　　　）

A. 乙型病毒性肝炎　　　　　　　　B. 丙型病毒性肝炎

C. 梅毒　　　　　　　　　　　　　D. 朊病毒

E. HIV

29. 下列不属于特殊感染手术的是（　　　　）

A. 朊毒体　　　　　　　　　　　　B. HIV

C. 气性坏疽　　　　　　　　　　　D. 突发不明原因的传染病

E. 炭疽

30. 医疗机构对确定或高度疑似多重耐药菌感染患者或定植者，应当在标准预防的基础上，为预防多重耐药菌传播而实施的措施为（　　　　）

A. 接触隔离　　　　　　　　　　　B. 呼吸道隔离

C. 消化道隔离　　　　　　　　　　D. 保护性隔离

E. 严密隔离

31. 低温灭菌技术适用的诊疗器械的特点为（　　　　）

A. 耐热、耐湿　　　　　　　　　　B. 不耐热、不耐湿

C. 耐热、不耐湿　　　　　　　　　D. 不耐热、耐湿

E. 以上选项均不对

32. 下列物品中适用于环氧乙烷气体灭菌的是（　　　　）

A. 食品类　　　B. 液体类　　　C. 油脂类　　　D. 粉剂类　　　E. 光学仪器

33. 临床科室使用外来器械交消毒供应中心清点、验收并进行有效灭菌，至少需提前（　　　　）

A. 1 d　　　　　B. 3 d　　　　　C. 5 d　　　　　D. 7 d　　　　　E. 30 d

34. 外来器械的首选灭菌方法是（　　　　）

A. 高压蒸汽灭菌　　　　　　　　　B. 快速灭菌

C. 等离子灭菌　　　　　　　　　　D. 戊二醛浸泡

E. 环氧乙烷灭菌

35. 外来器械在手术室使用后的处理方法为（　　　　）

A. 由消毒供应中心集中回收、返洗、消毒，再由外来器械供货商带走

B. 由外来器械供货商自行处理并带走

C. 由外来器械供货商回收、消毒

D. 由设备科处理

E. 洗手护士预处理后由器械供应商带走

36. 手术室药品间的药柜应定位放置、专人管理、标识清楚，由专人检查药品的数量、质量及效期，并记录的时间为（　　　　）

A. 每天　　　　B. 每周　　　　C. 每班　　　　D. 每月　　　　E. 每季度

37. 下列说法错误的是（　　）

A. 灭菌指清除或杀灭医疗器械、器具和物品上一切微生物的措施

B. 无菌区域指经过灭菌处理的区域

C. 无菌技术指在诊疗、护理操作过程中，保持无菌物品、无菌区域不被污染，防止病原微生物入侵人体的一系列操作技术

D. 消毒指杀灭或清除传播媒介上的病原微生物，使其达到无害化的处理措施

E. 手卫生为医务人员洗手、卫生手消毒和外科手消毒的总称

38. Ⅰ类（清洁）切口不包括（　　）

A. 颅脑手术切口　　　　　　　B. 四肢躯干手术切口

C. 开放性创伤手术切口　　　　D. 视觉器官手术切口

E. 不切开空腔脏器的胸腹部手术切口

39. 医务人员洗手时，应注意清洗双手所有皮肤，包括指背、指尖和指缝，认真揉搓双手至少（　　）

A. 10 s　　　　B. 15 s　　　　C. 20 s　　　　D. 25 s　　　　E. 30 s

40. 卫生手消毒后细菌菌落的总数应（　　）

A. ≤5 CFU/cm²　　　　　　　B. ≤10 CFU/cm²

C. ≤15 CFU/cm²　　　　　　　D. ≤30 CFU/cm²

E. ≤20 CFU/cm²

41. 外科手消毒后监测的细菌数应（　　）

A. ≤10 CFU/cm²　　　　　　　B. ≤5 CFU/cm²

C. ≤15 CFU/cm²　　　　　　　D. ≤8 CFU/cm²

E. ≤1 CFU/cm²

42. 使用医用无纺布包装、高温高压灭菌的无菌物品的有效期为（　　）

A. 1 个月　　　B. 3 个月　　　C. 6 个月　　　D. 9 个月　　　E. 12 个月

43. 进行外科手术时的隔离区域为一些器械、敷料所放置的区域，这些器械、敷料接触了空腔脏器、肿瘤组织、感染组织及（　　）

A. 正常皮肤　　　　　　　　　B. 内膜异位组织

C. 盆腔组织　　　　　　　　　D. 腹腔脏器

E. 胸腔脏器

44. 下列关于恶性肿瘤切下后手术医生手套处理的说法正确的是（　　）

A. 立即全部更换为无菌手套

B. 可用生理盐水清洗后继续使用

C. 可用 75％酒精擦拭后继续使用

D. 可用蒸馏水清洗后继续使用

E. 可加戴一副无菌手套后继续使用

45. 洁净手术区物体表面的最大染菌密度是（　　）

A. 0 个/平方厘米　　　　　　　B. 5 个/平方厘米

C. 8 个/平方厘米　　　　　　　D. 10 个/平方厘米

E. 15 个/平方厘米

## 二．多选题(共 41 题)

1. 围手术期预防性抗菌药物核查的内容包括(　　)

A. 医嘱　　　　B. 过敏史　　　　C. 皮试结果　　　D. 药物　　　　E. 家族史

2. 下列关于术前预防性抗生素使用的说法正确的有(　　)

A. 巡回护士与麻醉医生共同核对医生开具的医嘱

B. 使用前严格执行"三查七对"

C. 给药时与麻醉医再次核对并提醒及时记录

D. 如医嘱开具为新药,则护士应与医生沟通,确认用法、途径、时间及是否有配伍禁忌

E. 药物应现配现用

3. 下列关于诊疗器械、器具和物品处理回收的说法正确的有(　　)

A. 将重复使用的诊疗器械、器具和物品直接置于封闭的容器中

B. 对精密器械应采用保护措施,由消毒供应中心集中回收处理

C. 对被朊病毒、气性坏疽及突发不明原因的传染病病原体污染的诊疗器械、器具和物品,使用者应双层密封包装并标明感染性疾病的名称,由消毒供应中心集中回收处理

D. 使用者应在使用后及时去除诊疗器械、器具和物品上的明显污物,根据需要做保湿处理

E. 不应在诊疗场所对污染的诊疗器械、器具和物品进行清点,应采用封闭方式回收,避免反复装卸

4. 手术切口可分为(　　)

A. 清洁切口　　　　　　　　B. 清洁-污染切口

C. 污染切口　　　　　　　　D. 感染切口

E. 传染切口

5. 在术前预防性抗菌药物的使用方面,应在术前 120 min 给药,以减少快速滴注给药可能发生的不良反应的药物有(　　)

A. 万古霉素　　　　　　　　B. 妥布霉素

C. 盐酸莫西沙星　　　　　　D. 青霉素

E. 头孢唑林钠

6. 手卫生包括(　　)

A. 洗手　　　　　　　　　　B. 清洁手

C. 卫生手消毒　　　　　　　D. 外科手消毒

E. 消毒湿巾手消毒

7. 洗手与卫生手消毒应遵循的原则为(　　)

A. 当手部有血液或其他体液等肉眼可见的污染物时,应用肥皂(皂液)和流动水洗手

B. 当手部没有肉眼可见的污染物时,宜用速干手消毒剂消毒双手代替洗手

C. 当手部有血液或其他体液等肉眼可见的污染物时，应用速干手消毒剂消毒双手代替洗手

D. 戴手套可代替洗手与卫生手消毒

E. 当手部没有肉眼可见的污染物时，不用洗手或卫生手消毒

8. 下列关于外科手消毒的注意事项的说法正确的有（　　）

A. 双手应保持手尖朝上，使水由指尖流向肘部，避免倒流

B. 手部皮肤应无破损

C. 冲洗双手时应避免溅湿衣裤

D. 外科手消毒剂开启后应标明开启的日期、时间

E. 摘除外科手套后应清洁洗手

9. 下列关于无接触式戴无菌手套的注意事项的说法正确的有（　　）

A. 向近心端拉衣袖时用力不可过猛，将袖口拉到手腕关节处即可

B. 双手始终不能露于袖外，所有操作双手均在衣袖内

C. 戴手套时，将反折边的手套口翻转过来包裹住袖口，不可裸露腕部

D. 进行感染、骨科等手术时，手术人员应戴双层手套（穿孔指示系统），有条件的内层应为彩色手套

E. 戴手套后双手应始终保持在髋部或操作台面以上视线范围内的水平

10. 手术部位感染可分为（　　）

A. 切口浅部组织感染　　　　　B. 切口深部组织感染

C. 器官感染或腔隙感染　　　　D. 皮肤感染

E. 外阴切口感染

11. 下列关于手术前外科手术部位感染预防要点的说法正确的有（　　）

A. 尽量缩短患者术前住院的时间，择期手术患者应当尽可能待手术部位意外感染治愈后再行手术

B. 有效控制糖尿病患者的血糖水平

C. 正确准备手术部位皮肤，彻底清除手术切口部位和周围皮肤的污染物，避免因备皮而损伤患者的皮肤

D. 皮肤消毒符合手术需求

E. 重视术前患者的抵抗力，纠正水、电解质不平衡，贫血，低蛋白血症等

12. 下列关于戴无菌手套的说法正确的有（　　）

A. 进行侵入性操作时应戴无菌手套

B. 戴手套前应洗手

C. 摘手套后应洗手

D. 若不是无菌技术操作，不同患者之间可以不换手套

E. 接触患者破损的皮肤、黏膜时应戴无菌手套

13. 脱无菌手术衣的原则包括（　　）

A. 由巡回护士协助解开衣领系带

B. 先脱手套、再脱手术衣

C. 在指定手术间脱无菌手术衣，不可将其穿出手术间

D. 确保不污染洗手衣裤

E. 先脱手术衣、再脱手套

14. 下列手术术野皮肤消毒范围正确的有（    ）

A. 颈椎手术：上至颅底、下至两腋窝连线

B. 上腹部手术：腹部自乳头至耻骨联合平面，两侧至腋后线

C. 四肢手术：手术区周围消毒，上、下各超过一个关节

D. 会阴手术：耻骨联合、肛门周围及臀、大腿上 1/3 内侧

E. 胸椎手术：上至肩、下至髂嵴连线、两侧至腋中线

15. 向心形消毒适用于（    ）

A. 感染伤口手术　　　　　　B. 污染手术

C. 肛门手术　　　　　　　　D. 会阴部手术

E. 清洁手术

16. 下列关于铺置无菌器械台的注意事项的说法正确的有（    ）

A. 洗手护士穿无菌手术衣、戴无菌手套后，方可进行器械台整理

B. 原则上对铺置好的无菌器械台不应进行覆盖

C. 无菌器械台的台面为无菌区，无菌单应下垂至台缘下 60 cm 以上，手术器械、物品不可超出台缘

D. 无菌巾如果被浸湿，应及时更换或重新加盖无菌单

E. 移动无菌器械台时，洗手护士不能接触台缘平面以下区域，巡回护士不可触及下垂的手术布单

17. 下列有关手术铺单范围的说法正确的有（    ）

A. 既要显露手术切口，又要尽量减少对切口周围皮肤的暴露

B. 手术切口巾距离手术切口 3～5 cm 铺置

C. 在手术铺单上方头端覆盖麻醉头架，在下方脚端覆盖器械托盘

D. 手术单应悬垂至手术床左、右缘 30 cm 以上

E. 手术铺单应遵循先洁后污的原则

18. 下列关于无菌物品摆放、取用的说法正确的有（    ）

A. 左取右放　　　　　　　　B. 后补前取

C. 下补上取　　　　　　　　D. 先用近效期物品

E. 遵循先进先出的原则

19. 恶性肿瘤切下后的隔离技术要求包括（    ）

A. 瘤体应放入指定的容器内

B. 洗手护士不可用手直接接触瘤体

C. 在切口周围加盖无菌巾

D. 更换接触过的物品，如纱布垫、手套、缝针等

E. 更换无菌手术衣

20. 手术隔离技术适用于（    ）

A. 消化道手术　　　　　　　　　B. 呼吸道手术

C. 泌尿道手术　　　　　　　　　D. 恶性肿瘤手术的全过程

E. 乙肝、梅毒等传染性疾病手术

21. 手术隔离技术适用于(　　)

A. 妇科手术　　B. 同期手术　　　C. 创伤手术　　　D. 内镜手术　　　E. 移植手术

22. 下列关于内镜下肿瘤手术标本取出的说法正确的有(　　)

A. 直接经切口取出

B. 对散落的小标本可以直接取出

C. 对较大的标本应切成小块后取出

D. 取标本时，必须用取瘤袋，防止瘤体与切口接触

E. 取出微小标本(如淋巴结等)时也应采取隔离措施

23. 恶性肿瘤手术术中冲洗应注意(　　)

A. 使用未被污染的容器盛装的冲洗液冲洗手术野

B. 为了避免术中低体温的发生，应选择温度接近人体温度的液体进行冲洗

C. 冲洗后，用纱布垫擦拭，以免发生肿瘤细胞种植

D. 冲洗后，立即更换手套、敷料、器械

E. 冲洗时避免打湿手术单

24. 下列属于感染高风险部门的有(　　)

A. 感染疾病科　B. 手术室　　　　C. 产房　　　　　D. 移植病房　　　E. 门诊科室

25. 下列关于手术室环境表面清洁与消毒原则的说法正确的有(　　)

A. 湿式清洁　　　　　　　　　　B. 先消毒、再清洁

C. 由上而下　　　　　　　　　　D. 由中心区到周围区

E. 由清洁区到污染区

26. 手术室具有高度污染风险的区域包括(　　)

A. 手术间　　　　　　　　　　　B. 污物间

C. 患者等候区　　　　　　　　　D. 病理间

E. 术前准备间

27. 对于少量(<10 mL)的溅污，清洁与消毒方法正确的有(　　)

A. 先清洁、再消毒

B. 使用消毒湿巾直接擦拭，实现清洁－消毒一步完成

C. 待其自然干燥后再进行清洁、消毒

D. 随时进行污点的清洁与消毒

E. 用清洁布单覆盖，术后保洁集中处理

28. 下列关于硬式内镜使用后预处理的说法正确的有(　　)

A. 使用后立即用湿纱布擦去外表面的污染物

B. 置于封闭、防渗漏的容器中，由消毒供应中心集中回收或送内镜清洗消毒室
处理

C. 特殊感染性疾病患者使用后的内镜，应对上层进行封闭包装，并注明感染性疾

病的名称

D. 对特殊感染性疾病患者使用后的内镜，应单独回收或单独做特殊处理

E. 使用后应拆开所有部件，由消毒供应中心集中回收或送内镜清洗消毒室处理

29. 下列关于硬式内镜清洗过程的说法正确的有（　　　　）

A. 用流动水彻底清洗并擦干

B. 将擦干后的内镜置于多酶洗液中浸泡

C. 对内镜管腔应用高压水枪冲洗

D. 对可拆卸部分必须拆卸清洗，并用超声清洗器清洗 5～10 min

E. 对器械的轴节部、弯曲部、管腔内用软毛刷彻底轻柔刷洗

30. 洁净手术部（室）的日常检测包括（　　　　）

A. 每日晨：由专业人员监测手术室的温度、相对湿度、压力差并记录

B. 术前：由专人检查（目测）限制区内环境（包括地面、台面、墙壁）是否清洁、有序

C. 每周：由专人检查空气净化装置的回风口栅栏、网面的清洁度

D. 每周：由感控组人员监测手术人员的手卫生

E. 每月：检测甲醛、苯和总挥发性有机化合物的浓度

31. 特殊感染手术术后处理包括（　　　　）

A. 使用后的器械应双层密闭包装，并标明感染性疾病的名称，由消毒供应中心单独回收处理

B. 用双层垃圾袋包装医疗废物，标明感染种类，单独密封回收，集中焚烧

C. 对地面及 1 m 以下的墙壁、手术台、器械车等物品均用消毒液擦洗，对手术间的所有物品及环境进行终末消毒

D. 对负压手术间按要求更换过滤网

E. 对麻醉机按要求进行严格消毒

32. 常见的多重耐药菌包括（　　　　）

A. 耐甲氧西林金黄色葡萄球菌　　　B. 耐万古霉素肠球菌

C. 多重耐药结核分枝杆菌　　　D. 多重耐药或泛耐药铜绿假单胞菌

E. 耐碳青霉烯类抗菌药物鲍曼不动杆菌

33. 预防和控制多重耐药菌传播的措施包括（　　　　）

A. 加强医务人员的手卫生　　　B. 严格实施隔离措施，首选单间隔离

C. 遵守无菌技术操作原则　　　D. 加强清洁与消毒工作

E. 加强抗菌药物的合理应用

34. 下列关于多重耐药菌感染的手术安排管理的说法正确的有（　　　　）

A. 手术医生应在手术通知单注明多重耐药菌感染

B. 将呼吸道多重耐药菌感染患者安排在负压手术室

C. 将接触多重耐药菌感染者安排在最后一台手术或在感染手术间进行手术

D. 在手术间前、后门悬挂隔离标识

E. 禁止参观手术

35. 下列关于多重耐药菌感染患者手术护理措施的说法正确的有（　　）

A. 应当严格遵守无菌技术操作原则

B. 在进行有创操作、导尿等时，应当避免污染，减少引发感染的危险因素

C. 对在多重耐药菌感染患者诊疗过程中产生的医疗废物，应按规定进行处置

D. 对频繁接触的物体（如心电监护仪、微量泵、计算机键盘、电话机等）表面，应采用适宜的消毒剂进行擦拭

E. 尽可能选用一次性被套、床单、手术敷料包等

36. 以下能有效灭活新型冠状病毒的有（　　）

A. 氯己定　　　　B. 乙醚　　　　C. 75%酒精　　　　D. 含氯消毒剂　　E. 过氧乙酸

37. 下列关于预防性抗菌药物的使用原则的说法正确的有（　　）

A. 切皮前 30 min 至 2 h 内给予

B. 麻醉诱导期给予

C. 手术时间超过 3 h，术中应当追加使用

D. 手术时间长于所用抗菌药物半衰期的，术中应当追加使用

E. 术中失血量大于 1500 mL 的，应当追加使用

38. 无菌包被视为污染的情况包括（　　）

A. 手感潮湿　　　　　　　　　　B. 包装松散

C. 疑似污染　　　　　　　　　　D. 在有效期内

E. 包装破损

39. 在下列情况下，医务人员需要进行洗手或速干手消毒的有（　　）

A. 直接接触每个患者前后

B. 从同一患者身体的清洁部位移动到污染部位时

C. 接触患者黏膜、破损皮肤或伤口前后

D. 接触患者的血液、体液、分泌物、排泄物、伤口敷料等后

E. 接触患者周围的环境及物品后

40. 下列有关手卫生的说法正确的有（　　）

A. 手卫生是控制医院感染最简单、最有效、最方便、最经济的方法

B. 外科手消毒是进行外科手术前医务人员用肥皂（皂液）和流动水洗手，再用手消毒剂清除或者杀灭手部暂居菌和减少常居菌的过程

C. 在手卫生过程中，用七步洗手法认真揉搓双手至少 15 s

D. 洗手的最主要目的是保护医务人员自身不受病原微生物的污染

E. 外科手消毒监测细菌菌落的总数应≤10 CFU/ cm²

41. 一次性无菌物品的储存要求下列选项正确的有（　　）

A. 接触无菌物品前应洗手或进行手消毒

B. 距地面≥20 cm，距天花板≥50 cm，距墙壁≥10 cm

C. 按失效期的先后顺序摆放，禁止与其他物品混放

D. 不得将标识不清，包装破损、失效、霉变的产品发放到临床中使用

E. 布类包装如有轻微潮湿，可放于置物架上，待干再用

## 三、是非题（共 12 题）

1. 对确诊或疑似传染病患者产生的生活垃圾，按照医疗废物进行管理和处理。（　　）

　　A. 正确　　　　　　　　　　B. 错误

2. 手术过程中铺置无菌台后，洗手护士应即刻检查手术器械的性能及完整性。（　　）

　　A. 正确　　　　　　　　　　B. 错误

3. 术前输注头孢曲松钠，手术超过 3 h 需追加一次抗生素。（　　）

　　A. 正确　　　　　　　　　　B. 错误

4. 卫生手消毒指医务人员用速干手消毒剂揉搓双手，以减少手部常居菌的过程。（　　）

　　A. 正确　　　　　　　　　　B. 错误

5. 洗手与卫生手消毒应遵循以下原则：当手部有血液或其他体液等肉眼可见的污染物时，应用肥皂（皂液）和流动水洗手；当手部没有肉眼可见的污染物时，宜使用速干手消毒剂消毒双手代替洗手。（　　）

　　A. 正确　　　　　　　　　　B. 错误

6. 外科手消毒是外科手术前医务人员用肥皂（皂液）和流动水洗手，再用手消毒剂清除或者杀灭手部暂居菌和减少常居菌的过程。使用的手消毒剂常具有持续抗菌活性。（　　）

　　A. 正确　　　　　　　　　　B. 错误

7. 在不同患者手术之间，当手套破损或手被污染时，应重新进行外科手消毒。（　　）

　　A. 正确　　　　　　　　　　B. 错误

8. 穿折叠式手术衣时，穿衣人员必须先戴好手套，方可接取腰带。（　　）

　　A. 正确　　　　　　　　　　B. 错误

9. 穿无菌手术衣的目的是避免和预防手术过程中患者的血液、体液等污染物污染手术人员，预防职业暴露。（　　）

　　A. 正确　　　　　　　　　　B. 错误

10. 穿无菌手术衣时，两手提住衣领两角，将衣袖向前拉，以展开手术衣，举至与鼻同齐的水平，使手术衣内侧面对向自己，顺势将双手和前臂伸入衣袖内，并向身体两侧伸展。（　　）

　　A. 正确　　　　　　　　　　B. 错误

11. 对已铺置的无菌手术单，可根据需要向内或向外移动。（　　）

　　A. 正确　　　　　　　　　　B. 错误

12. 预防性用药应当在发生艾滋病病毒职业暴露后尽早开始，最好在 6 h 内实施，最迟不得超过 24 h，即使超过 24 h，也应当实施预防性用药。（　　）

　　A. 正确　　　　　　　　　　B. 错误

# 参考答案

## 一、单选题

1. C　2. A　3. A　4. B　5. A　6. D　7. A　8. B　9. D　10. C　11. C　12. D
13. A　14. C　15. D　16. C　17. C　18. A　19. D　20. A　21. A　22. C　23. C　24. A
25. A　26. C　27. C　28. D　29. B　30. A　31. B　32. E　33. A　34. A　35. A　36. B
37. B　38. C　39. B　40. B　41. B　42. C　43. B　44. A　45. B

## 二、多选题

1. ABCD　2. ABCDE　3. ABDE　4. ABCD　5. ABC　6. ACD　7. AB　8. ABCDE
9. BCD　10. ABC　11. ABCDE　12. ABCE　13. ACDE　14. BCDE　15. ABCD
16. ABDE　17. ACD　18. BCDE　19. ABCD　20. ABCD　21. ABCDE　22. DE
23. ABDE　24. ABCD　25. ACE　26. AB　27. ABD　28. ABCD　29. ABCDE
30. ABC　31. ABCDE　32. ABCDE　33. ABCDE　34. ABCDE　35. ABCDE
36. BCDE　37. ABCDE　38. ABCE　39. ACDE　40. ABC　41. ACD

## 三、是非题

1. A　2. A　3. B　4. B　5. A　6. A　7. A　8. A　9. B　10. B　11. B　12. B

# 部分试题解析

## 一、单选题

6. 解析：保证使用的手术器械、器具及物品等达到灭菌水平。

7. 解析：围手术期给予抗生素，应在切皮前 0.5～2 h 给药，保证在发生细菌污染之前血清及组织中的药物已达到有效浓度。

8. 解析：进行外科手消毒时洗手的方法为取适量皂液清洗双手、前臂和上臂下 1/3。

13. 解析：手术区皮肤消毒的范围应超过切口周围 15 cm 的区域。

18. 解析：对少量溅污(＜10 mL)应先清洁、再消毒。

28. 解析：对乙型病毒性肝炎、丙型病毒性肝炎、梅毒等一般性感染的器械先清洗、后消毒。

32. 解析：环氧乙烷气体灭菌适用于对不耐热、不耐湿的诊疗器械、器具和物品的灭菌，如电子仪器、光学仪器、纸质制品、化纤制品、塑料制品、陶瓷及金属制品等诊疗用品，不适用于对食品类、液体类、油脂类、粉剂类等的灭菌。

37. 解析：无菌区域指经过灭菌处理且未被污染的区域。

38. 解析：Ⅰ类(清洁)切口指手术未进入感染炎症区，未进入呼吸道、消化道、泌尿生殖道及口咽部位(如颅脑、视觉器官、四肢躯干及不切开空腔脏器的胸、腹部)的手术切口，以及闭合性创伤手术符合上述条件者。

40. 解析：卫生手消毒后细菌菌落的总数应≤10 CFU/ cm$^2$。

二、多选题

3. 解析：对被朊病毒、气性坏疽及突发不明原因的传染病病原体污染的诊疗器械、器具和物品，使用者应进行双层密封包装并标明感染性疾病的名称，由消毒供应中心单独回收处理。

5. 解析：使用万古霉素、氨基苷类或喹诺酮类抗菌药物时，为减少快速滴注给药可能发生的不良反应，应在术前 120 min 给药。

6. 解析：手卫生是医务人员洗手、卫生手消毒和外科手消毒的总称。

9. 解析：向近心端拉衣袖时用力不可过猛，将袖口拉到拇指关节处即可；戴手套后双手应始终保持在腰部或操作台面以上视线范围内的水平。

14. 解析：颈椎手术术野皮肤消毒范围为上至颅顶、下至两腋窝连线。

16. 解析：无菌器械台的台面为无菌区，无菌单应下垂至台缘下 30 cm 以上，手术器械、物品不可超出台缘。

17. 解析：手术切口巾应距离手术切口 2～3 cm 铺置；手术铺单应遵循先污后洁的原则，先铺相对不洁区（如下腹部、会阴部），最后铺靠近操作者的一侧。

23. 解析：冲洗后不建议用纱布垫擦拭，以免发生肿瘤细胞种植。

24. 解析：感染高风险区域指有感染或定植患者居住的区域以及对高度易感患者采取保护性隔离措施的区域，如感染性疾病科、手术室、产房、重症监护室、移植病房、烧伤病房、早产儿室等。

25. 解析：应采取湿式清洁方法，遵循先清洁、再消毒的原则；清洁时应有序进行，遵循由上而下、由周围区到中心区、由清洁区到污染区的原则。

32. 解析：目前国内关注的多重耐药菌除上述 5 个外还包括产超广谱 β-内酰胺酶、细菌耐碳青霉烯类抗菌药物肠杆菌科细菌。

33. 解析：多重耐药菌的预防和控制，除上述措施外，还应建立和完善对多重耐药菌的监测机制，提高对临床微生物实验室的监测能力。

39. 解析：从同一患者身体的污染部位移动到清洁部位时。

41. 解析：距地面 20～25 cm，距墙面 5～10 cm，距天花板≥50 cm。

三、是非题（共 12 题）

3. 解析：因为头孢曲松钠的半衰期长达 7～8 h，所以术中无须追加。

4. 解析：卫生手消毒指医务人员用速干手消毒剂揉搓双手，以减少手部暂居菌的过程。

9. 解析：穿无菌手术衣的目的是避免和预防手术过程中医务人员衣物上的细菌污染手术切口，同时保障手术人员的安全，预防职业暴露。

10. 解析：穿无菌手术衣时，两手提住衣领两角，将衣袖向前拉，以展开手术衣，举至与肩同齐的水平，使手术衣内侧面对向自己，顺势将双手和前臂伸入衣袖内，并向前平行伸展。

12. 解析：预防性用药应当在发生艾滋病病毒职业暴露后尽早开始，最好在 4 h 内实施，最迟不得超过 24 h，即使超过 24 h，也应当实施预防性用药。

# 第十六章　重点环节

说明：重点环节包括手术患者身份识别、手术安全核查、物品清单、标本管理、给药、输血、交接班等。

## 一、单选题(共 34 题)

1. 在患者身份识别中具有唯一性的信息是(　　)

A. 姓名　　　　B. 科室　　　　C. 住院号　　　　D. 性别　　　　E. 床号

2. 护士在进行护理活动中，严格执行查对制度，确认患者身份使用的是(　　)

A. 一项内容　　　　　　　　B. 两项内容

C. 至少两项内容　　　　　　D. 三项内容

E. 四项内容

3. 当手术患者出现同名、同姓的情况时，除核对姓名、床号外，还应重点核对的信息为(　　)

A. 住院号　　　B. 性别　　　C. 年龄　　　　D. 家庭住址　　　E. 主管医生

4. 手术安全核查的时机应是(　　)

A. 麻醉实施前、手术开始前、切皮前、关闭体腔前、患者离开手术室前

B. 麻醉实施前、手术开始前、手术结束后

C. 手术开始前、手术结束前、患者离开手术室前

D. 手术开始前、手术结束后、患者离开手术室前

E. 手术开始前、关闭体腔前、关闭体腔后、缝合皮肤后

5. 下列关于进行患者身份识别的提问方法正确的是(　　)

A. 核对患者身份时："请问，您叫什么名字？"

B. 核对患者身份时："请问，您是张富贵吗？"

C. 核对患者身份时："请问，您是三床张富贵吗？"

D. 核对患者身份时："请问，三床张富贵是您吗？"

E. 核对患者身份时："请问，您是肝胆科张富贵吗？"

6. 洗手护士打包前进行手术患者身份核查的第一步是(　　)

A. 直接询问患者姓名

B. 使用手术安全核查表与患者腕带进行核对

C. 查看手术部位标识

D. 持病历与手术麻醉信息系统中的患者信息进行核对

E. 向巡回护士询问患者身份信息

7. 手术安全核查中麻醉开始前的核查重点是(　　)

A. 手术部位　　B. 患者身份　　C. 物品清点　　D. 手术标本　　E. 手术用物

8. TIME OUT 巾铺置的时机有（　　　）

A. 麻醉开始前、切皮前　　　　B. 手术开始前、切皮前

C. 切皮前、关闭体腔前　　　　D. 手术全程

E. 切皮前、患者离室前

9. 为手术医务人员提供手术物品清点的操作规范，是为了（　　　）。

A. 防止手术物品遗留体内，保障手术患者安全

B. 规范护理文书记录

C. 保持病历的完整性

D. 加强无菌技术操作

E. 防止器械丢失，节约医疗成本

10. 洗手护士应提前多长时间洗手，以保证有充足的时间进行物品的检查和清点（　　　）

A. 5～10 min　　B. 10～20 min　　C. 15～30 min　　D. 30 min 以上　　E. 10～30 min

11. 术前进行手术物品清点时，应负责查对手术物品的数目及完整性的人员为（　　　）

A. 巡回护士　　　　　　　　　B. 洗手护士

C. 手术医生　　　　　　　　　D. 洗手护士与巡回护士双人

E. 麻醉师

12. 手术物品的第一次清点时机是（　　　）

A. 患者入室后　　　　　　　　B. 麻醉开始前

C. 手术开始前　　　　　　　　D. 手术开始后

E. 患者入室前

13. 下列对手术敷料清点的说法错误的是（　　　）

A. 手术切口内应使用带显影标记的敷料

B. 清点纱布、纱条、纱垫时，应展开并检查完整性及显影标记

C. 在体腔或深部组织手术中使用有带子的敷料时，带子应暴露在切口外面

D. 手术中洗手护士应该根据医生的需要将敷料剪成各种规格，以方便使用

E. 当切口内需要填充治疗性敷料并带离手术室时，主刀医生、洗手护士、巡回护士应共同确认置入敷料的名称和数目，并记录在病历中

14. 术中手术用物掉落，应立刻告知某人员进行妥善处理，此人员为（　　　）

A. 洗手护士　　B. 巡回护士　　C. 麻醉医生　　D. 参观人员　　E. 手术医生

15. 当术中需要进行冰冻切片病理检查时，巡回护士应立即通知送检者，填写冰冻标本送检登记本，相关人员核对，将标本及填写完整的病理申请单放入转运箱，与送检者双人签字后，使用密闭转运箱运送，这里的相关人员指（　　　）

A. 巡回护士　　　　　　　　　B. 送检工人

C. 手术医生　　　　　　　　　D. 送检者和巡回护士双人

E. 送检者和洗手护士双人

16. 当术中需要进行冰冻切片病理检查时，由相关人员填写冰冻标本送检登记表，

并与送检者双人核对、签字确认后送检，这里的相关人员是指（　　）

A. 手术医生　　　B. 巡回护士　　　C. 送检工人　　　D. 实习生　　　E. 洗手护士

17. 术中送检冰冻标本应注意（　　）

A. 无须用固定液固定后送检

B. 经洗手护士和巡回护士核对后送检

C. 病理诊断报告在特殊情况下可用口头或电话报告的方式传达

D. 主管医生应在术后填好病理单，注明冰冻

E. 经洗手护士和主管医生核对后送检

18. 抢救患者时，以下属于正确的医嘱查对制度的是（　　）

A. 医师下达口头医嘱，立即执行

B. 医生下达口头医嘱，执行者大声复述一遍，然后执行，抢救完毕，医生补开医嘱并签名，将安瓿留于抢救结束后再次核对

C. 医生下达口头医嘱，立即执行，随即将安瓿投入医疗垃圾袋中

D. 医生要先开医嘱，护士才能执行治疗

E. 护士执行医嘱即可，医生无须补开医嘱

19. 下列不属于输血适应证的是（　　）

A. 贫血或低蛋白血症　　　　　　B. 消瘦

C. 重症感染　　　　　　　　　　D. 凝血机制障碍

E. 急性出血

20. 输血后血袋保留以备必要时查对的时间为（　　）

A. 4 h　　　　　B. 6 h　　　　　C. 12 h　　　　　D. 24 h　　　　　E. 48 h

21. 红细胞和全血开始输注的时间应该在发出后（　　）

A. 20 min　　　B. 30 min　　　C. 40 min　　　D. 60 min　　　E. 120 min

22. 多种血制品输注时的先后顺序应为（　　）

A. 血小板—冷沉淀—红细胞—血浆

B. 冷沉淀—血小板—血浆—红细胞

C. 血小板—冷沉淀—血浆—红细胞

D. 血浆—血小板—冷沉淀—红细胞

E. 冷沉淀—血小板—红细胞—血浆

23. 输入异型血，造成血管内溶血，一般输入后即可产生症状的量为（　　）

A. 5～10 mL　　B. 10～15 mL　　C. 15～20 mL　　D. 20～30 mL　　E. 30～40 mL

24. 下列对急性失血患者的输血措施合理的是（　　）

A. 失血量达到总血容量的20%，输浓缩红细胞及全血

B. 失血量达到总血容量的35%，只输浓缩红细胞

C. 失血量达到总血容量的15%，输浓缩红细胞

D. 失血量达于总血容量的40%，输浓缩红细胞及全血

E. 失血量低于总血容量的20%，考虑不输血

25. 麻醉中的手术患者发生溶血反应的最早征象为（　　）

A. 伤口渗血和低血压　　　　　　B. 胸闷、呼吸困难

C. 寒战、高热　　　　　　　　　D. 面部潮红，出现荨麻疹

E. 发热

26. 术中交接班，进行逐项交接并签字应按（　　）

A. 术中交接记录单　　　　　　　B. 手术室工作制度

C. 手术物品清点制度　　　　　　D. 个人习惯

E. 护士长要求

27. 当发生输血反应时，应将下列物品送往输血科的是（　　）

A. 余血　　　　　　　　　　　　B. 输血器、余血、输血袋

C. 输血袋　　　　　　　　　　　D. 输血器

E. 患者血样

28. 患者，张某，81 岁，既往有左心功能不全，术中快速补液 3000 mL 后出现心率快且节律不齐，听诊肺部布满湿啰音，该患者发生了（　　）

A. 肺水肿　　　B. 过敏反应　　　C. 左心衰　　　D. 空气栓塞　　　E. 中毒

29. 当术中发生给药错误时，下列做法错误的是（　　）

A. 立即停止用药

B. 及时弃去过敏药物，更换输液器，防止过敏原继续进入体内

C. 报告医生、护士长

D. 密切观察药物反应、生命体征、尿量等

E. 遵医嘱配合抢救，采取补救措施，将危害降至最小

30. 当发疱类或强刺激性药物外渗时，下列处理措施中错误的是（　　）

A. 断开输液装置，先用灭菌注射器回抽局部残留药液

B. 直接拔出针头

C. 遵医嘱注射解毒剂，再拔出针头

D. 局部 24 h 内间断冰敷（植物碱类药物外渗不能冰敷）

E. 24 h 后用在 50％硫酸镁溶液中浸泡过的敷料湿敷

31. 下列手术患者核对方法中错误的是（　　）

A. 包括患者参与法和腕带核对法

B. 患者参与法是让患者主动说出自己的姓名、年龄、手术名称、手术部位等，手术室护士对照病历内的医嘱单或化验单等进行核对

C. 腕带核对法是手术室护士用病历首页或安全核查表与患者的腕带信息进行核对

D. 特殊患者身份的确认由合法亲属或病房医护人员共同完成

E. 反问式核对患者信息

32. 手术安全核查由（　　）

A. 麻醉医生、手术医生、实习学生三方完成

B. 麻醉医生、实习医生、巡回护士三方完成

C. 手术医生、巡回护士、洗手护士三方完成

D. 麻醉医生、手术医生、巡回护士三方完成

E. 麻醉医生、进修医生、巡回护士三方完成

33. 关闭体腔前，巡回护士的核查重点是（　　）

A. 与洗手护士、手术医生共同清点手术物品

B. 陈述手术方式

C. 陈述术中输液、输血及用药情况

D. 确认放置引流管的情况

E. 询问患者去向

34. 手术标本管理制度要求（　　）

A. 标本切除后及时让患者家属查看

B. 巡回护士负责及时处理标本，填写标本送检单

C. 常用的标本固定液为 20％甲醛溶液

D. 标本切除后应即刻送检或用固定液固定

E. 当因手术需要将标本保存在器械台时，应将标本存放于非隔离区内，置于副器械台的左下角

## 二、多选题(共 40 题)

1. 当发生严重的输血不良反应(如疑似溶血性或细菌污染性输血反应)时，下列做法正确的有（　　）

A. 立即报告护士长、上级医生、科室主任

B. 核对输血申请单、血袋标签、交叉配血试验记录

C. 核对受血者及供血者的 ABO 血型、Rh(D)血型

D. 重新抽取患者血样，送输血科，再次进行血型鉴定和交叉配血

E. 应立即停止输血，用静脉注射生理盐水维持静脉通路

2. 洗手护士手术中遵循无菌技术操作原则，协助手术医生进行（　　）

A. 手术区域皮肤消毒 　　　　B. 铺置无菌单

C. 手术切皮 　　　　　　　　D. 戴无菌手套

E. 戴防护面罩

3. 下列关于术中洗手护士应做到的几点中说法正确的有（　　）

A. 严密观察手术进展及需要

B. 主动、迅速、正确地传递器械、物品

C. 及时收回使用过的器械，避免堆积于切口周围

D. 参与手术方式的讨论和决策

E. 擦拭器械上的血迹

4. 洗手护士手术中的主要工作包括（　　）

A. 铺置无菌台后，检查手术器械的性能及完整性

B. 与巡回护士做好手术物品的清点工作

C. 掌握手术步骤及主刀医生的手术习惯，提前准备并正确传递物品

D. 监督手术台上人员的无菌技术操作，保持无菌区干燥、整洁、不被污染，及时擦拭器械上的血迹

E. 监督手术医生对特殊器械及电外科的安全使用

5. 手术室巡回护士的职责包括（　　　）

A. 术前一天访视患者

B. 了解患者的过敏史、生化检查结果等

C. 根据手术情况并结合患者的特点进行术前宣教

D. 与麻醉医生、主管医生共同核对患者身份，确保患者手术安全

E. 根据手术需要摆放手术体位

6. 根据手术室药品安全管理制度的要求，应停止使用是在发现药品（　　　）

A. 异常沉淀时　　　　　　　　B. 变色时

C. 过期时　　　　　　　　　　D. 标签模糊时

E. 在有效期内时

7. 下列关于一次性物品间管理的说法正确的有（　　　）

A. 固定放置，设置标识

B. 按照右放左取、后补前取、上补下取的原则摆放、取用物品

C. 接触无菌物品前应洗手或进行手消毒

D. 对使用中的一次性物品每月进行抽样细菌监测

E. 对开启后未污染的一次性物品可妥善保管或转让给其他患者使用

8. 手术室接送患者可用来将患者接入手术室的工具或方法为（　　　）

A. 轮椅　　　　　　　　　　　B. 交换车

C. 拐杖　　　　　　　　　　　D. 搀扶

E. 患者独自行走

9. 到手术科室接患者时，患者仅穿病员服，不能进入手术室的随身物品包括（　　　）

A. 首饰　　　B. 现金　　　C. 义齿　　　D. 眼镜　　　E. 助听器

10. 执行手术安全核查制度，应由具有职业资质的三方进行，这三方包括（　　　）

A. 手术医生　　　　　　　　　B. 患者

C. 麻醉医生　　　　　　　　　D. 手术室护士

E. 接送人员

11. 手术开始前，巡回护士的主要核查内容包括（　　　）

A. 核对患者信息　　　　　　　B. 核对手术部位

C. 陈述物品及设备准备情况　　D. 术前、术中用药情况

E. 患者手术史

12. 切皮前，巡回护士的主要核查内容包括（　　　）

A. 核对患者信息　　　　　　　B. 确认手术部位及方式

C. 陈述物品及设备的准备情况　D. 术前、术中用药情况

E. 患者手术史

13. 患者离开手术室前，巡回护士的主要核查内容包括（　　　）

A. 确认手术方式           B. 检查皮肤是否完整

C. 陈述各种管道情况       D. 陈述术中输血用药情况

E. 在安全核查表上签字

14. 对特殊患者进行身份识别时,需与家属或委托人核对,这类特殊患者包括( )

A. 婴幼儿              B. 精神障碍患者

C. 意识不清患者        D. 语音交流障碍患者

E. 听力障碍患者

15. 进行手术物品清点的时机包括( )

A. 手术开始前           B. 关闭体腔前

C. 关闭体腔后           D. 缝合皮肤后

E. 患者出室前

16. 以下需要增加清点次数的时机有( )

A. 关闭子宫时

B. 关闭后腹膜时

C. 手术切口涉及两个以上部位或腔隙,关闭每个部位或腔隙时

D. 术中需要交接班时

E. 关闭膈肌时

17. 术中需要清点的物品包括( )

A. 缝针     B. 刀片     C. 手术器械     D. 手术敷料     E. 杂项物品

18. 手术物品清点的原则包括( )

A. 双人逐项清点原则      B. 同步唱点原则

C. 逐项即刻记录原则      D. 原位清点原则

E. 单人两遍清点原则

19. 在手术结束前清点的过程中遇到物品数目及完整性有误时,应进行的处理包括( )

A. 立即告知手术医生,共同查找缺失的部分或物品

B. 必要时采取相应的辅助手段查找

C. 找到缺失的部分或物品时,洗手护士与巡回护士应确认其完整性,并妥善保管备查

D. 如果采取各种手段仍未找到,洗手护士与主刀医生确认不在患者体内便可结束手术

E. 找不到要按清点意外处理流程报告,填写清点意外报告表,并向上级领导汇报

20. 为了避免发生手术物品清点不清的状况,在手术过程中应该注意( )

A. 减少交接环节,手术进行期间若患者病情不稳定、抢救或手术处于紧急时刻物品交接不清时,则不得进行交接班

B. 洗手护士应及时收回暂时不用的器械;监督术者及时将钢丝、克氏针等的残端及剪出的引流管碎片等物品归还,丢弃时应与巡回护士确认

C. 台上人员发现物品从手术区域掉落或被污染时,应立刻告知巡回护士妥善处理

D. 关闭体腔前，手术医生应配合洗手护士进行清点，确认清点无误后方可关闭体腔

E. 每台手术结束后，应将清点后的物品清理出手术间，更换垃圾袋

21. 手术室标本管理制度包括（　　　）

A. 标本产生后洗手护士应立即与主刀医生核对标本来源，巡回护士即刻记录标本的来源、名称及数量

B. 当手术台上暂存标本时，洗手护士应妥善保管

C. 巡回护士根据标本的体积、数量选择合适的容器盛装

D. 一个患者的多个标本，可以统一存放在一个标本袋内，在标本袋外注明患者的各项信息

E. 标本处理者负责核对病理单上的各项内容与病历是否一致，并遵循及时处理原则

22. 下列有关手术标本管理的说法正确的有（　　　）

A. 坚持即刻核对原则

B. 坚持即刻记录原则

C. 坚持及时处理原则

D. 洗手护士妥善保管手术台上暂存的标本

E. 将手术台上暂存的标本用盐水纱布包裹起来，以防止手术标本干燥

23. 下列关于标本送检要求的说法正确的有（　　　）

A. 固定标本使用 10% 中性甲醛溶液

B. 固定液的量不少于病理标本体积的 3～5 倍

C. 固定液不可过多，总量不少于病理标本体积的 1～1.5 倍

D. 当标本巨大时，建议及时送检新鲜标本

E. 标本送检人员应经过专门培训

24. 护士给药时，应该严格执行查对制度，给药的几个"准确"包括（　　　）

A. 准确的药物　　　　　　　　B. 准确的剂量

C. 准确的途径　　　　　　　　D. 准确的时间

E. 准确的患者

25. 下列属于血袋一律不得发出或接收的情形的有（　　　）

A. 标签破损、字迹不清

B. 红细胞呈紫红色

C. 血浆中有明显气泡

D. 未摇动时，血浆层与红细胞的界面不清或交界面上出现溶血

E. 血浆呈乳糜状或灰暗色

26. 下列关于术中输血注意事项的说法正确的有（　　　）

A. 严禁一名医护人员同时为两名患者取血。输血时必须实施双人核查流程

B. 血液制品不应加热，不应随意加入其他药物。血小板输注前应保持振荡，取出即用

C. 全血、成分血和其他血液制剂应从血库取出后 30 min 内输注，4 h 内输完

D. 用于输注全血、成分血或生物制剂的输血器宜 4 h 更换一次

E. 原则上临近患者手术结束非紧急情况麻醉医生不下达取血医嘱。特殊情况下（如护理员取回血后患者已送至 PACU），需与巡回护士、PACU 护士共同核对，无误后在配发血报告单及手术患者交接记录单上签字确认，完成血制品的双人交接

27. 输血可传播的疾病包括(    )

A. 乙肝                          B. 艾滋病

C. 巨细胞病毒感染           D. 梅毒

E. 疟疾

28. 输血引起过敏反应的常见症状有(    )

A. 皮肤瘙痒                   B. 荨麻疹

C. 眼睑水肿                   D. 皮肤局限性或全身性红斑

E. 头痛

29. 下列属于预防输血反应的正确做法的有(    )

A. 进行输血治疗时，严格执行输血查对制度，输血前再次由两人核对

B. 开始输血时速度宜慢，15 min 后若无不良反应，则可根据需要调整速度

C. 切忌用非储血冰箱存储血液

D. 严禁一名医务人员同时为两名患者取血

E. 血液内不应随意加入其他药物

30. 下列关于血浆保存与输注的说法正确的有(    )

A. 血浆一经融化不可再进行冰冻保存

B. 融化后的血浆应尽快输用，以避免血浆蛋白变性和不稳定的凝血因子丧失活性

C. 如因融化后未能及时输注，则可在 4 ℃暂时保存，但不能超过 24 h

D. 血浆输注前不需要做交叉配血试验，但应首选输注 ABO 同型的血浆。

E. 以下情况不建议输注血浆：补充血容量；提高白蛋白水平；给予营养支持

31. 进行下列溶液输注时需要使用输血器的有(    )

A. 人血白蛋白                B. 冷沉淀

C. 纤维蛋白原                D. 凝血酶原复合物

E. 低分子右旋糖酐

32. 手术室采用 SBAR 模式进行交接班，洗手护士交接的内容包括(    )

A. 交接手术进行情况

B. 与巡回护士、接班护士三人共同清点器械、敷料的数目

C. 交接标本的留取情况

D. 交接高值物品的使用情况

E. 交接仪器、设备等的使用情况

33. 进行手术室晨交班前，夜班交班者应完成的工作包括(    )

A. 在交班前完成本班的各项工作

B. 写好交班报告，处理好用过的物品

C. 遇到特殊情况，必须做详细交代，与接班者共同做好查对工作后方可离去

D. 交接当日的手术准备及更改情况

E. 交接标本核查情况

34. 下列关于传递手术器械注意事项的说法正确的有（　　）

A. 传递器械前后应检查器械的完整性，防止将缺失部分遗留在手术部位

B. 传递器械应做到稳、准、轻、快、用力适度，以达到提醒术者注意力为限

C. 传递器械的方式应准确，以术者接过后无须调整方向即可使用为宜

D. 向对侧或跨越式传递器械，可以从医生肩后或背后传递

E. 安装、拆卸刀片时，应注意避开人员，尖端向下，面对无菌器械台面

35. 溶血反应发生的原因有（　　）

A. 输入异型血　　　　　　　　B. 输血前红细胞已被破坏并发生溶血

C. Rh 因子所致溶血　　　　　D. 输入未被发现的抗体所致延迟性的溶血反应

E. 输入的血液中含有致敏物质

36. 术中，需立即停止输液或输血，更换输液器或输血器，是因为患者出现了（　　）

A. 术中用药错误　　　　　　　B. 输液反应

C. 一般过敏反应　　　　　　　D. 溶血反应

E. 过敏性休克

37. 对药物外渗进行评估和记录，内容包括（　　）

A. 外渗药物的名称　　　　　　B. 发生的部位

C. 发生时间　　　　　　　　　D. 局部情况

E. 血液回流情况

38. 备用氧气筒应（　　）

A. 专人管理　　　　　　　　　B. 定点放置

C. 定期检查　　　　　　　　　D. 处于备用状态

E. 定期使用

39. 术后当洗手护士发现标本数量不符时，正确的处理措施有（　　）

A. 立即告知巡回护士和手术医生，及时仔细查找

B. 如未找到，应在 24 h 内告知护士长

C.1 周内上交护理不良事件报告表

D.1 个月内上交护理不良事件分析记录表

E. 组织护士进行不良事件分析讨论，制订并落实整改措施

40. 外科手消毒应遵循的原则有（　　）

A. 先洗手、后消毒

B. 不同患者手术之间应重新进行外科手消毒

C. 手被污染时，应重新进行外科手消毒

D. 手套破损时，即使应加戴一层手套

E. 手套破损时，即使手部无明显血液，也应直接更换手套

## 三、是非题(共 29 题)

1. 疑似输液、输血、注射、药物等引起医疗后果的,医患应当及时对现场实物进行封存,并将封存的病史及实物保存在医院。(　　)

A. 正确　　　　　　　　　　　　B. 错误

2. 巡回护士应协助洗手护士或手术医生核对病历及病理单的内容。(　　)

A. 正确　　　　　　　　　　　　B. 错误

3. 对全麻术后未清醒、重大手术后呼吸和循环功能不稳定、危重体弱、高龄、婴幼儿等实施大型手术后的患者,以及其他需要监护的特殊患者,术后由麻醉医生与手术室护士或护理员送至 ICU。(　　)

A. 正确　　　　　　　　　　　　B. 错误

4. 接到冰冻报告单后,先核对手术通知单上的患者信息、手术间及主管医生,信息无误后将冰冻报告单送到手术间巡回护士手中。(　　)

A. 正确　　　　　　　　　　　　B. 错误

5. 接收传真、抄送,严格按照术中冰冻结果流程传达,禁止口头传达,可以同时传达两个患者的冰冻结果。(　　)

A. 正确　　　　　　　　　　　　B. 错误

6. "危急值"指当这种结果出现时,表明患者可能正处于有生命危险的边缘状态,临床医师需要及时得到检验信息,迅速给予患者有效的干预措施,这样就能挽救患者的生命。(　　)

A. 正确　　　　　　　　　　　　B. 错误

7. 在非抢救状态下,护士执行口头医嘱属于零容忍项目。(　　)

A. 正确　　　　　　　　　　　　B. 错误

8. 使用功能异常的护理设备,如除颤仪、心电监护仪、简易呼吸器、电动吸引器、注射泵、输液泵等,属于零容忍项目。(　　)

A. 正确　　　　　　　　　　　　B. 错误

9. 对于急诊无名氏患者需手术时,手术室护士需与主管护士或医生共同查对患者的科室、床号、姓名、住院号等。(　　)

A. 正确　　　　　　　　　　　　B. 错误

10. 将无名氏患者接入手术间后,妥善安置、约束患者,可通过扫描腕带最终确认患者的身份信息。(　　)

A. 正确　　　　　　　　　　　　B. 错误

11. 进行手术部位标记时,应在患者清醒和知晓(或家属知晓)的情况下进行,标记规范应根据手术部位识别制度与操作流程的要求实施。(　　)

A. 正确　　　　　　　　　　　　B. 错误

12. 手术切口涉及两个及两个以上部位或腔隙时,不论切口大小,关闭每个部位或腔隙时均应按规范要求进行手术物品清点。(　　)

A. 正确　　　　　　　　　　　　B. 错误

13. 当切口内需要填充治疗性敷料并带离手术室时，主刀医生、洗手护士、巡回护士应共同确认置入敷料的名称和数目，并记录在病历中。（　　）

　　A. 正确　　　　　　　　　　B. 错误

14. 术中清点遇到物品数目及完整性有误时，不可影响医生手术，巡回护士与洗手护士应立即共同寻找缺失的部分或物品，必要时根据物品的性质采取相应的辅助手段查找，确保不遗留于患者体内。（　　）

　　A. 正确　　　　　　　　　　B. 错误

15. 标本产生后，洗后护士与巡回护士核对标本来源，装袋并放于固定位置。（　　）

　　A. 正确　　　　　　　　　　B. 错误

16. 术中冰冻标本病理诊断报告必须采用书面形式（可通过传真或网络传输），以避免误听或误传，严禁仅采用口头或电话报告的方式传达。（　　）

　　A. 正确　　　　　　　　　　B. 错误

17. 对术中抢救所用药物的安瓿需保留至抢救结束后方可弃去。（　　）

　　A. 正确　　　　　　　　　　B. 错误

18. 1 个单位的全血或成分血要在 6 h 内输注完毕。（　　）

　　A. 正确　　　　　　　　　　B. 错误

19. 融化后的血浆要以患者能耐受的较快速度输注。一般输注速度为 5～10 mL/min，如果是成年受血者，200 mL 血浆应在 30 min 内输完。（　　）

　　A. 正确　　　　　　　　　　B. 错误

20. 紫色真空管采血至刻度线后，无须颠倒混匀。（　　）

　　A. 正确　　　　　　　　　　B. 错误

21. 麻醉中的手术患者发生溶血反应的早期征象是伤口渗血和低血压。（　　）

　　A. 正确　　　　　　　　　　B. 错误

22. 输注血小板时应根据患者的耐受性适当快速输注。（　　）

　　A. 正确　　　　　　　　　　B. 错误

23. 接班时发现的问题，应由接班者负责；接班后如因交班不清发生差错事故或物品遗失，应由交班者负责。（　　）

　　A. 正确　　　　　　　　　　B. 错误

24. 接班者应提前到岗准备交接，接班者未到岗，交班者不得擅自离开岗位。（　　）

　　A. 正确　　　　　　　　　　B. 错误

25. 当患者发生可疑的输血反应时，护士立即减慢或停止输血，用静脉输入生理盐水的方法维持静脉通路，并于 2 h 内报告主管医生或值班医生，同时打电话告知输血科。（　　）

　　A. 正确　　　　　　　　　　B. 错误

26. 当患者出现输液反应时，护士应立即根据病情减慢或停止输液，拔出留置针，更换部位穿刺。（　　）

　　A. 正确　　　　　　　　　　B. 错误

27. 术中发生用药错误，应按不良事件上报流程上报。（　　）

A. 正确　　　　　　　　B. 错误

28. 液体外渗遵医嘱处理后，对患肢应抬高制动，避免受压。（　　）

A. 正确　　　　　　　　B. 错误

29. 术中发生物品清点意外事件，若寻到物品，则术后无须进行不良事件分析。（　　）

A. 正确　　　　　　　　B. 错误

# 参考答案

## 一、单选题

1. C　2. C　3. A　4. A　5. A　6. D　7. B　8. C　9. A　10. C　11. D　12. C　13. D　14. B　15. D　16. B　17. A　18. B　19. B　20. D　21. B　22. C　23. B　24. E　25. A　26. A　27. B　28. A　29. B　30. B　31. B　32. D　33. A　34. D

## 二、多选题

1. ABCDE　2. ABD　3. ABCE　4. ABCDE　5. ABCDE　6. ABCD　7. ACD　8. AB　9. ABCDE　10. ACD　11. ABCD　12. AB　13. ABCDE　14. ABCDE　15. ABCD　16. ABCDE　17. ABCDE　18. ABCD　19. ABCE　20. ABCDE　21. ABCE　22. ABCDE　23. ABDE　24. ABCDE　25. ABCDE　26. ABCDE　27. ABCDE　28. ABCD　29. ABCDE　30. ABCDE　31. ABCD　32. ABCDE　33. ABCDE　34. ABCE　35. ABCD　36. ABDE　37. ABCD　38. ABCD　39. ACE　40. ABC

## 三、是非题

1. B　2. A　3. B　4. B　5. B　6. B　7. B　8. A　9. A　10. B　11. A　12. A　13. A　14. B　15. B　16. A　17. A　18. B　19. A　20. B　21. A　22. A　23. B　24. A　25. B　26. B　27. A　28. A　29. B

# 部分试题解析

## 一、单选题

12. 解析：手术物品清点时机包括手术开始前、关闭体腔前、关闭体腔后、缝合皮肤后。

17. 解析：术中送检冰冻标本，必须立即干燥送检，严禁在标本袋中加入甲醛溶液等液体。

19. 解析：目前输血的主要适应证包括：①大出血，出血是输血的主要适应证，特别是严重的创伤和手术出血；②贫血或低蛋白血症，对贫血患者可输浓缩红细胞，对低蛋白血症患者可输入血浆，以纠正低蛋白血症；③严重感染，输血科应提供抗体补体等，以增强抗感染能力；④凝血功能异常的患者，如血友病患者，对其可输注冷沉淀和凝血因子。

21. 解析：红细胞和全血应该在发出后 30 min 内开始输注。

24. 解析：全血用于急性大量血液丢失后可能出现低血容量性休克的患者，或存在持续活动性出血、估计失血量超过自身血容量 30％ 的患者。悬浮红细胞适用于临床各科的输血，如血容量正常的慢性贫血患者，外伤或手术引起的急性失血的患者，心、肾、肝功能不全需要输血者，慢性贫血儿童。浓缩红细胞的适应证与悬浮红细胞的相同。

29. 解析：当发生给药错误时，应立即停止用药，更换输液器，防止过敏原继续进入体内，并及时封存过敏物质及输液器，以备检验。

31. 解析：手术室护士应对照手术安全核查单核对患者。

34. 解析：病理科最常用的固定液指将40％甲醛溶液（原液）稀释至4％，即配成10倍稀释的甲醛溶液（又被称为福尔马林溶液），最终的甲醛浓度为4％。稀释是按照体积比进行的。

二、多选题

7. 解析：对物品按照左放右取、后补前取、上补下取的原则摆放取用；对开启后未被污染的一次性物品不得重复使用或灭菌。

21. 解析：对一个患者的多个组织，应逐一分装、一袋一签，最后统一装袋并备注标本数目。

22. 解析：即刻核对原则指标本产生后，洗手护士应立即与主刀医生核对标本来源；即刻记录原则指标本取出并核对无误后，巡回护士应即刻记录标本的来源、名称和数量；及时处理原则指标本产生后应尽快固定或送至病理科处理。

23. 解析：固定标本的缓冲液的体积应为标本体积的3～5倍，以确保标本全部置于固定液中。

27. 解析：常见疾病有乙肝、丙肝、艾滋病、巨细胞病毒感染、梅毒、疟疾、EB病毒感染、HIV感染、黑热病、回归热、丝虫病和弓形体病等。

34. 解析：向对侧或跨越式传递器械时，禁止从医生肩后传递。

39. 解析：如未找到，应立即口头告知护士长，1周内上交护理不良事件分析记录表。

40. 解析：外科手消毒的原则为先洗手、后消毒，在不同手术之间或当手术过程中手被污染时，应重新进行外科手消毒。

三、是非题

1. 解析：疑似输液、输血、注射、药物等引起医疗后果的，医患双方应当共同对现场实物进行封存和启封，封存的现场实物由医疗机构保管。

3. 解析：对全麻术后未清醒、重大手术后呼吸和循环功能不稳定、危重体弱、高龄、婴幼儿等实施大型手术后的患者，以及其他需要监护的特殊患者，术后由手术医生、麻醉医生和手术室护士或护理员送至ICU。

4. 解析：护士接到检验科、病理科或影像科等工作人员的"危急值"报告后，将报告内容详细逐项记录在临床检验"危急值"报告登记本上，再次核对信息，确保准确无误，及时将报告交给主管医生。

6. 解析："危急值"指当这种结果出现时，表明患者可能正处于有生命危险的边缘状态，临床医生需要及时得到检验信息，迅速给予患者有效的干预措施，就可能挽救患者生命，否则就有可能出现严重后果，失去最佳的抢救机会。

10. 解析：至少同时使用两种方法识别患者，如核对姓名、住院号等，不得将条码扫描等信息识别技术作为唯一的识别方法。

15. 解析：当标本产生后，洗后护士应立即与主刀医生核对标本来源，巡回护士将标本装入填写完整的标本袋，放于固定位置。

18. 解析：1个单位的全血或成分血要在4 h内输注完毕。

23. 解析：接班时发现问题，应由交班者负责；接班后发生问题，应由接班者负责。

25. 解析：当患者发生可疑的输血反应时，护士应立即减慢或停止输血，用静脉输入生理盐水的方法维持静脉通路，并立即口头报告主管医生或值班医生，同时打电话告知输血科。

26. 解析：当患者出现输液反应时，护士应立即根据病情减慢或停止输液，更换液体及输液器，维持静脉通路，保留剩余液体及输液器。

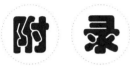

附 录

# 附录一　医院空气净化管理规范

ICS 11.020

C 05

**WS**

# 中 华 人 民 共 和 国 卫 生 行 业 标 准

WS/T 368—2012

## 医院空气净化管理规范

Management specification of air cleaning technique in hospitals

2012－04－05 发布　　　　　　　　　　　　　　2012－08－01 实施

中华人民共和国卫生部　发　布

# 前　言

本标准按照 GB/T 1.1—2009 给出的规则起草。

根据《中华人民共和国传染病防治法》制定本标准。

本标准由卫生部医院感染控制标准专业委员会提出。

本标准起草单位：北京大学第一医院、山东省立医院、卫生部医院管理研究所、首都医科大学宣武医院、中南大学湘雅医院、复旦大学附属中山医院、解放军总医院、北京天坛医院。

本标准主要起草人：李六亿、李卫光、巩玉秀、王力红、吴安华、胡必杰、魏华、邵丽丽、贾会学。

# 医院空气净化管理规范

## 1 范围

本标准规定了医院空气净化的管理及卫生学要求、空气净化方法和空气净化效果的监测。

本标准适用于各级各类医院。其他医疗机构可参照执行。

## 2 规范性引用文件

下列文件对于本文件的应用是必不可少的。凡是注日期的引用文件，仅注日期的版本适用于本文件。凡是不注日期的引用文件，其最新版本（包括所有的修改单）适用于本文件。

GB 15982 医院消毒卫生标准

GB 50333 医院洁净手术部建筑技术规范

公共场所集中空调通风系统卫生规范 卫生部

公共场所集中空调通风系统卫生学评价规范 卫生部

公共场所集中空调通风系统清洗规范 卫生部

## 3 术语和定义

下列术语和定义适用于本文件。

### 3.1 空气净化 air cleaning

降低室内空气中的微生物、颗粒物等使其达到无害化的技术或方法。

### 3.2 洁净手术部（室） clean operating department（room）

采取一定空气洁净技术，使空气菌落数和尘埃粒子数等指标达到相应洁净度等级标准的手术部（室）。

### 3.3 自然通风 natural ventilation

利用建筑物内外空气的密度差引起的热压或风压，促使空气流动而进行的通风换气。

### 3.4 集中空调通风系统 central air-conditioning ventilation system

为使房间或封闭空间空气温度、湿度、洁净度和气流速度等参数达到设定的要求，而对空气进行集中处理、输送、分配的所有设备、管道及附件、仪器仪表的总和。

### 3.5 空气净化消毒装置 air cleaning and disinfection device

去除集中空调通风系统送风中微生物、颗粒物和气态污染物的装置。

## 4 管理及卫生学要求

### 4.1 空气净化管理要求

4.1.1 医院应根据空气净化与消毒相关法律、法规和标准的规定，结合医院实际情况，制定相应的空气净化管理制度，并组织实施。

4.1.2 医院应对空气净化与消毒设施的使用和管理人员、医务人员进行空气净化与消毒相关法律、法规和标准等知识的培训，明确各自的职责和任务，确保空气净化设施的正常运行。

4.1.3　医院应根据临床科室的感染风险评估，采取适宜的空气净化措施，使其室内空气质量符合国家相应标准的要求。

4.1.4　医院应对全院有关临床科室的空气质量进行检查和指导。

**4.2　空气净化卫生要求**

4.2.1　洁净手术部（室）和其他洁净场所（如洁净骨髓移植病房），新建与改建验收时、更换高效过滤器后、日常监测时，空气中的细菌菌落总数应符合 GB 50333 的要求。

4.2.2　非洁净手术部（室）、非洁净骨髓移植病房、产房、导管室、新生儿室、器官移植病房、烧伤病房、重症监护病房、血液病病区空气中的细菌菌落总数≤4 CFU/（15 min·直径 9 cm 平皿）。

4.2.3　儿科病房、母婴同室、妇产科检查室、人流室、治疗室、注射室、换药室、输血科、消毒供应中心、血液透析中心（室）、急诊室、化验室、各类普通病室、感染疾病科门诊及其病房空气中的细菌菌落总数≤4 CFU/（5 min·直径 9 cm 平皿）。

**5　空气净化方法**

**5.1　通风**

5.1.1　自然通风

应根据季节、室外风力和气温，适时进行通风。

5.1.2　机械通风

5.1.2.1　工作原理

通过安装通风设备，利用风机、排风扇等运转产生的动力，使空气流动。

5.1.2.2　通风方式

5.1.2.2.1　机械送风与自然排风　适用于污染源分散及室内空气污染不严重的场所。机械送风口宜远离门窗。

5.1.2.2.2　自然送风与机械排风　适用于室内空气污染较重的场所。室内排风口宜远离门，宜安置于门对侧墙面上。

5.1.2.2.3　机械送风与机械排风　适用于卫生条件要求较高的场所。根据通风的需要设定换气次数或保持室内的正压或负压。

5.1.3.1　应充分考虑房间的功能要求、相邻房间的卫生条件和室内外的环境因素，选择通风方式及室内的正负压。

5.1.3　注意事项

5.1.3.1　应充分考虑房间的功能要求、相邻房间的卫生条件和室内外的环境因素，选择通风方式及室内的正负压。

5.1.3.2　应定期对机械通风设备进行清洁，遇污染及时清洁与消毒。

**5.2　集中空调通风系统**

5.2.1　集中空调通风系统应加强卫生管理，并符合国家有关规定。

5.2.2　集中空调通风系统的卫生要求及检测方法应符合《公共场所集中空调通风系统卫生规范》的规定。

5.2.3 集中空调通风系统的卫生学评价应符合《公共场所集中空调通风系统卫生学评价规范》的规定。

5.2.4 集中空调通风系统的清洗应符合《公共场所集中空调通风系统清洗规范》的规定。

## 5.3 空气洁净技术

### 5.3.1 设计要求

洁净手术部(室)和其他洁净场所的设计应遵循 GB 50333 的要求。

### 5.3.2 维护与保养要求

5.3.2.1 空气处理机组、新风机组应定期检查,保持清洁。

5.3.2.2 新风机组粗效滤网宜每 2 d 清洁一次;粗效过滤器宜 1 月~2 月更换一次;中效过滤器宜每周检查,3 个月更换一次;亚高效过滤器宜每年更换。发现污染和堵塞及时更换。

5.3.2.3 末端高效过滤器宜每年检查一次,当阻力超过设计初阻力 160 Pa 或已经使用 3 年以上时宜更换。

5.3.2.4 排风机组中的中效过滤器宜每年更换,发现污染和堵塞及时更换。

5.3.2.5 定期梭壹回风口过滤网,宜每周清洁一次。每年更换一次。如遇特殊污染,及时更换,并用消毒剂擦拭回风口内表面。

5.3.2.6 设专门维护管理人员,遵循设备的使用说明进行保养与维护,并制定运行手册,有检查和记录。

## 5.4 紫外线消毒

### 5.4.1 适用范围

适用于无人状态下室内空气的消毒。

### 5.4.2 消毒方法

紫外线灯采取悬吊式或移动式直接照射。安装时紫外线灯(30 W 紫外线灯,在 1.0 m 处的强度>70 $\mu$W/cm$^2$)应≥1.5 W/m$^3$,照射时间≥30 min。

### 5.4.3 注意事项

5.4.3.1 应保持紫外线灯表面清洁,每周用 70%~80%(体积比)乙醇棉球擦拭一次。发现灯管表面有灰尘、油污时,应及时擦拭。

5.4.3.2 紫外线灯消毒室内空气时,房间内应保持清洁干燥,减少尘埃和水雾。温度<20 ℃或>40 ℃时,或相对湿度>60%时,应适当延长照射时间。

5.4.3.3 室内有人时不应使用紫外线灯照射消毒。

## 5.5 循环风紫外线空气消毒器

### 5.5.1 适用范围

适用于有人状态下的室内空气消毒。

### 5.5.2 消毒原理

消毒器由高强度紫外线灯和过滤系统组成,可以有效杀灭进入消毒器空气中的微生物,并有效地滤除空气中的尘埃粒子。

### 5.5.3 使用方法

应遵循卫生部消毒产品卫生许可批件批准的产品使用说明，在规定的空间内正确安装使用。

### 5.5.4 注意事项

5.5.4.1 消毒时应关闭门窗。

5.5.4.2 进风口、出风口不应有物品覆盖或遮挡。

5.5.4.3 用湿布清洁机器时，须先切断电源。

5.5.4.4 消毒器的检修与维护应遵循产品的使用说明。

5.5.4.5 消毒器应取得卫生部消毒产品卫生许可批件。

## 5.6 静电吸附式空气消毒器

### 5.6.1 适用范围

适用于有人状态下室内空气的净化。

### 5.6.2 消毒原理

采用静电吸附和过滤材料，消除空气中的尘埃和微生物。

### 5.6.3 使用方法

应遵循卫生部消毒产品卫生许可批件批准的产品使用说明，在规定的空间内正确安装使用。

### 5.6.4 注意事项

5.6.4.1 消毒时应关闭门窗。

5.6.4.2 进风口、出风口不应有物品覆盖或遮挡。

5.6.4.3 消毒器的循环风量（$m^3/h$）应大于房间体积的 8 倍以上。

5.6.4.4 消毒器应取得卫生部消毒产品卫生许可批件。

5.6.4.5 消毒器的检修与维护遵循产品的使用说明。

## 5.7 化学消毒法

### 5.7.1 超低容量喷雾法

#### 5.7.1.1 适用范围

适用于无人状态下的室内空气消毒。

#### 5.7.1.2 消毒原理

将消毒液雾化成 20 $\mu m$ 以下的微小粒子，在空气中均匀喷雾，使之与空气中微生物颗粒充分接触，以杀灭空气中的微生物。

#### 5.7.1.3 消毒方法

采用 3% 过氧化氢、5000 mg/L 过氧乙酸、500 mg/L 二氧化氯等消毒液，按照 20～30 $mL/m^3$ 的用量加入到电动超低容量喷雾器中，接通电源，即可进行喷雾消毒。消毒前关好门窗，喷雾时按先上后下、先左后右、由里向外，先表面后空间，循序渐进的顺序依次均匀喷雾。作用时间：过氧化氢、二氧化氯为 30～60 min，过氧乙酸为 1 h。消毒完毕，打开门窗彻底通风。

#### 5.7.1.4 注意事项

5.7.1.4.1 喷雾时消毒人员应作好个人防护，佩戴防护手套、口罩，必要时戴防毒面罩，穿防护服。

5.7.1.4.2 喷雾前应将室内易腐蚀的仪器设备，如监护仪、显示器等物品盖好。

5.7.2 熏蒸法

5.7.2.1 适用范围

适用于无人状态下的室内空气消毒。

5.7.2.2 消毒原理

利用化学消毒剂具有的挥发性，在一定空间内通过加热或其他方法使其挥发达到空气消毒。

5.7.2.3 消毒方法

采用 0.5%～1.0%（5000～10000 mg/L）过氧乙酸水溶液（1 g/m³）或二氧化氯（10～20 mg/m³），加热蒸发或加激活剂；或采用臭氧（20 mg/m³）熏蒸消毒。消毒剂用量、消毒时间、操作方法和注意事项等应遵循产品的使用说明。消毒前应关闭门窗，消毒完毕，打开门窗彻底通风。

5.7.2.4 注意事项

5.7.2.4.1 消毒时房间的温度和湿度应适宜。

5.7.2.4.2 盛放消毒液的容器应耐腐蚀，大小适宜。

## 6 不同部门空气净化方法

6.1 手术部（室）可选用下列方法净化空气：

a）安装空气净化消毒装置的集中空调通风系统；

b）空气洁净技术；

c）循环风紫外线空气消毒器或静电吸附式空气消毒器或其他获得卫生部消毒产品卫生许可批件的空气消毒器；

d）紫外线灯照射消毒；

e）能使消毒后空气中的细菌总数≤4 CFU/（15 mm·直径 9 cm 平皿）、获得卫生部消毒产品卫生许可批件的其他空气消毒产品。

6.2 产房、导管室、新生儿室、器官移植病房、烧伤病房、重症监护病房、血液病病区等，可选用下列方法净化空气：

a）通风；

b）安装空气净化消毒装置的集中空调通风系统；

c）空气洁净技术；

d）循环风紫外线空气消毒器或静电吸附式空气消毒器或其他获得卫生部消毒产品卫生许可批件的空气消毒器；

e）紫外线灯照射消毒；

f）能使消毒后空气中的细菌总数≤4 CFU/（15 min·直径 9 cm 平皿）、获得卫生部消毒产品卫生许可批件的其他空气消毒产品。

6.3 儿科病房、母婴同室、妇产科检查室、人流室、注射室、治疗室、换药室、输血科、消毒供应中心、血液透析中心（室）、急诊室、化验室、各类普通病室、感染疾病科门诊及其病房等可选用下列方法净化空气：

a）通风；

b）集中空调通风系统；

c）循环风紫外线空气消毒器或静电吸附式空气消毒器或其他获得卫生部消毒产品卫生许可批件的空气消毒器；

d）紫外线灯照射消毒；

e）化学消毒；

f）能使消毒后空气中的细菌总数≤4 CFU/（5 min·直径 9 cm 平皿）、获得卫生部消毒产品卫生许可批件的其他空气消毒产品。

## 7　不同情况下空气净化方法

**7.1　有人情况下可选用下列方法：**

a）普通病房首选自然通风；自然通风不良，宜采取机械通风。

b）集中空调通风系统。

c）循环风紫外线空气消毒器或静电吸附式空气消毒器或其他获得卫生部消毒产品卫生许可批件的空气消毒器。

d）空气洁净技术。

e）获得卫生部消毒产品卫生许可批件、对人体健康无损害的其他空气消毒产品。

**7.2　无人情况下可采用以下方法：**

a）可选用7.1的空气净化方法；

b）紫外线灯照射消毒；

c）化学消毒；

d）其他获得卫生部消毒产品卫生许可批件、适宜于超低容量喷雾消毒的消毒剂进行喷雾消毒，其使用方法、注意事项等遵循产品的使用说明。

**7.3　呼吸道传染病患者所处场所可选用以下方法：**

a）受客观条件限制的医院可采用通风，包括自然通风和机械通风，宜采用机械排风；

b）负压隔离病房；

c）安装空气净化消毒装置的集中空调通风系统；

d）使用获得卫生部消毒产品卫生许可批件的空气净化设备，其操作方法、注意事项等应遵循产品的使用说明。

**7.4　普通患者出院或死亡后病室可选用以下方法：**

a）通风；

b）紫外线灯照射消毒；

c）使用获得卫生部消毒产品卫生许可批件的空气净化设备，其操作方法、注意事项等应遵循产品的使用说明。

**7.5　呼吸道传染病患者出院或死亡后病室可选用以下方法：**

a）紫外线灯照射消毒；

b）化学消毒；

c）使用获得卫生部消毒产品卫生许可批件的空气净化设备，操作方法、注意事项等应遵循产品的使用说明。

## 8 空气净化效果的监测

### 8.1 监测部门

医院应对感染高风险部门，如手术部（室）、产房、导管室、层流洁净病房、骨髓移植病房、器官移植病房、重症监护病房、新生儿室、母婴同室、血液透析中心（室）、烧伤病房的空气净化与消毒质量进行监测。

### 8.2 监测要求

#### 8.2.1 监测频度

医院应对感染高风险部门每季度进行监测；洁净手术部（室）及其他洁净场所，新建与改建验收时以及更换高效过滤器后应进行监测；遇医院感染暴发怀疑与空气污染有关时随时进行监测，并进行相应致病微生物的检测。

#### 8.2.2 监测方法及结果判定

8.2.2.1 洁净手术部（室）及其他洁净场所，根据洁净房间总数，合理安排每次监测的房间数量，保证每个洁净房间能每年至少监测一次，其监测方法及结果的判定应符合 GB 50333 的要求。

8.2.2.2 未采用洁净技术净化空气的部门，其监测方法及结果的判定应符合 GB 15982 的要求。

# 附录二 医疗机构消毒技术规范

ICS 11.020

C 05

**WS**

# 中 华 人 民 共 和 国 卫 生 行 业 标 准

WS/T 367—2012

## 医疗机构消毒技术规范

Regulation of disinfection technique in healthcare settings

2012－04－05发布      2012－08－01实施

中华人民共和国卫生部　发　布

# 前　言

本标准按照 GB/T 1.1—2009 给出的规则起草。

根据《中华人民共和国传染病防治法》制定本标准。

本标准由卫生部医院感染控制标准专业委员会提出。

本标准起草单位：北京大学第一医院、中国疾病预防控制中心、军事医学科学院疾病预防控制所、湖北省卫生厅卫生监督局、浙江省疾病预防控制中心、卫生部医院管理研究所、浙江大学医学院附属第二医院、上海瑞金医院、首都医科大学附属北京朝阳医院、厦门大学附属第一医院。

本标准主要起草人：李六亿、张流波、姚楚水、陈顺兰、班海群、胡国庆、张宇、丁炎明、陆群、钱黎明、刘坤、邢淑霞、任伍爱、黄靖雄、贾会学、要慧、黄辉萍。

# 医疗机构消毒技术规范

## 1 范围

本标准规定了医疗机构消毒的管理要求；消毒与灭菌的基本原则；清洗与清洁、消毒与灭菌方法；清洁、消毒与灭菌的效果监测等。

本标准适用于各级各类医疗机构。

## 2 规范性引用文件

下列文件对于本文件的应用是必不可少的。凡是注日期的引用文件，仅注日期的版本适用于本文件。凡是不注明日期的引用文件，其最新版本（包括所有的修改单）适用于本文件。

GB/T 16886.7　医疗器械生物学评价　第 7 部分：环氧乙烷灭菌残留量

GB 19258　紫外线杀菌灯

GB/T 19633　最终灭菌医疗器械的包装

GB 50333　医院洁净手术部建筑技术规范

WS 310.1　医院消毒供应中心　第 1 部分：管理规范

WS 310.2　医院消毒供应中心　第 2 部分：清洗消毒及灭菌技术操作规范

WS 310.3　医院消毒供应中心　第 3 部分：清洗消毒及灭菌效果监测标准

WS/T 311　医院隔离技术规范

WS/T 313　医务人员手卫生规范

YY/T 0506.1　病人、医护人员和器械用手术单、手术衣和洁净服　第 1 部分：制造厂、处理厂和产品的通用要求

YY/T 0698.2　最终灭菌医疗器械包装材料　第 2 部分：灭菌包裹材料　要求和试验方法

YY/T 0698.4　最终灭菌医疗器械包装材料　第 4 部分：纸袋　要求和试验方法

YY/T 0698.5　最终灭菌医疗器械包装材料　第 5 部分：透气材料与塑料膜组成的可密封组合袋和卷材　要求和试验方法

YY/T 0698.8　最终灭菌医疗器械包装材料　第 8 部分：蒸汽灭菌器用重复性使用灭菌容器　要求和试验方法

## 3 术语和定义

下列术语和定义适用于本文件。

### 3.1 清洁 cleaning

去除物体表面有机物、无机物和可见污染物的过程。

### 3.2 清洗 washing

去除诊疗械、器具和物品上污物的全过程，流程包括冲洗、洗涤、漂洗和终末漂洗。

### 3.3 清洁剂 detergent

洗涤过程中帮助去除被处理物品上有机物、无机物和微生物的制剂。

**3.4 消毒 disinfection**

清除或杀灭传播媒介上病原微生物，使其达到无害化的处理。

**3.5 消毒剂 disinfectant**

能杀灭传播媒介上的微生物并达到消毒要求的制剂。

**3.6 高效消毒剂 high-efficacy disinfectant**

能杀灭一切细菌繁殖体(包括分枝杆菌)、病毒、真菌及其孢子等，对细菌芽孢也有一定杀灭作用的消毒制剂。

**3.7 中效消毒剂 intermediate-efficacy disinfectant**

能杀灭分枝杆菌、真菌、病毒及细菌繁殖体等微生物的消毒制剂。

**3.8 低效消毒剂 low-efficacy disinfectant**

能杀灭细菌繁殖体和亲脂病毒的消毒制剂。

**3.9 灭菌 sterilization**

杀灭或清除医疗器械、器具和物品上一切微生物的处理。

**3.10 灭菌剂 sterilant**

能杀灭一切微生物(包括细菌芽孢)，并达到灭菌要求的制剂。

**3.11 灭菌保证水平 sterility assurance level，SAL**

灭菌处理后单位产品上存在活微生物的概率。SAL 通常表示为 $10^{-n}$。医学灭菌一般设定 SAL 为 $10^{-6}$，即经灭菌处理后在一百万件物品中最多只允许一件物品存在活微生物。

**3.12 斯伯尔丁分类法 E. H. Spaulding classification**

1968 年 E. H. Spaulding 根据医疗器械污染后使用所感染的危险性大小及在患者使用之间的消毒或灭菌要求，将医疗器械分为三类，即高度危险性物品(critical items)、中度危险性物品(semi-critical items)和低度危险性物品(non-critical items)。

**3.13 高度危险性物品 critical items**

进入人体无菌组织、器官，脉管系统，或有无菌体液从中流过的物品或接触破损皮肤、破损黏膜的物品，一旦被微生物污染，具有极高感染风险，如手术器械、穿刺针、腹腔镜、活检钳、心脏导管、植入物等。

**3.14 中度危险性物品 semi-critical items**

与完整黏膜相接触，而不进入人体无菌组织、器官和血流，也不接触破损皮肤、破损黏膜的物品，如胃肠道内镜、气管镜、喉镜、肛表、口表、呼吸机管道、麻醉机管道、压舌板、肛门直肠压力测量导管等。

**3.15 低度危险性物品 non-critical items**

与完整皮肤接触而不与黏膜接触的器材，如听诊器、血压计袖带等；病床围栏、床面以及床头柜、被褥；墙面、地面；痰盂(杯)和便器等。

**3.16 灭菌水平 sterilization level**

杀灭一切微生物(包括细菌芽孢)，达到无菌保证水平。达到灭菌水平常用的方法包括热力灭菌、辐射灭菌等物理灭菌方法，以及采用环氧乙烷、过氧化氢、甲醛、戊二醛、过氧乙酸等化学灭菌剂在规定条件下，以合适的浓度和有效的作用时间进行灭菌的方法。

**3.17 高水平消毒 high level disinfection**

杀灭一切细菌繁殖体，包括分枝杆菌、病毒、真菌及其孢子和绝大多数细菌芽孢。达到高水平消毒常用的方法包括采用含氯制剂、二氧化氯、邻苯二甲醛、过氧乙酸、过氧化氢、臭氧、碘酊等以及能做到灭菌效果的化学消毒剂在规定的条件下，以合适的浓度和有效的作用时间进行消毒的方法。

**3.18 中水平消毒 middle level disinfection**

杀灭除细菌芽孢以外的各种病原微生物（包括分枝杆菌）。达到中水平消毒常用的方法包括采用碘类消毒剂（碘伏、氯己定碘等）、醇类和氯己定的复方、醇类和季铵盐类化合物的复方、酚类等消毒剂，在规定的条件下，以合适的浓度和有效的作用时间进行消毒的方法。

**3.19 低水平消毒 low level disinfection**

能杀灭细菌繁殖体（分枝杆菌除外）和亲脂病毒的化学消毒方法以及通风换气、冲洗等机械除菌法。如采用季铵盐类消毒剂（苯扎溴铵等）、双胍类消毒剂（氯己定）等，在规定的条件下，以合适的浓度和有效的作用时间进行消毒的方法。

**3.20 有效氯 available chlorine**

与含氯消毒剂氧化能力相当的氯量，其含量用 mg/L 或 ％(g/100 mL)浓度表示。

**3.21 生物指示物 biological indicator**

含有活微生物，对特定灭菌过程提供特定的抗力的测试系统。

**3.22 中和剂 neutralizer**

在微生物杀灭试验中，用以消除试验微生物与消毒剂的混悬液中和微生物表面上残留的消毒剂，使其失去对微生物抑制和杀灭作用的试剂。

**3.23 终末消毒 terminal disinfection**

感染源离开疫源地后进行的彻底消毒。

**3.24 暴露时间 exposure time**

消毒或灭菌物品接触消毒或灭菌因子的作用时间。

**3.25 存活时间 survival time，ST**

在进行生物指示物抗力鉴定时，受试指示物样本经杀菌因子作用不同时间，全部样本培养均有菌生长的最长作用时间(min)，

**3.26 杀灭时间 killing time，KT**

在进行生物指示物抗力鉴定时，受试指示物样本经杀菌因子作用不同时间，全部样本培养均无菌生长的最短作用时间(min)。

**3.27 D 值 D value**

在设定的条件下，灭活 90％的试验菌所需时间(min)。

**3.28 消毒产品 disinfection product**

包括消毒剂、消毒器械（含生物指示物、化学指示物和灭菌物品包装物）和卫生用品。

**3.29 卫生用品 sanitary products**

为达到人体生理卫生或卫生保健目的，直接或间接与人体接触的日常生活用品。

3.30 菌落形成单位 colony-forming unit，CFU

在活菌培养计数时，由单个菌体或聚集成团的多个菌体在固体培养基上生长繁殖所形成的集落，称为菌落形成单位，以其表达活菌的数量。

## 4 管理要求

4.1 医疗机构应根据本规范的要求，结合本单位实际情况，制定科学、可操作的消毒、灭菌制度与标准操作程序，并具体落实。

4.2 医疗机构应加强对医务人员及消毒、灭菌工作人员的培训。培训内容应包括消毒、灭菌工作对预防和控制医院感染的意义、相关法律法规的要求、消毒与灭菌的基本原则与知识、消毒与灭菌工作中的职业防护等。

4.3 医疗机构使用的诊疗器械、器具与物品，应符合以下要求：

a)进入人体无菌组织、器官、腔隙，或接触人体破损皮肤、破损黏膜、组织的诊疗器械、器具和物品应进行灭菌；

b)接触完整皮肤、完整黏膜的诊疗器械、器具和物品应进行消毒。

4.4 医疗机构使用的消毒产品应符合国家有关规定，并应对消毒产品的相关证明进行审核，存档备案。

4.5 医疗机构应保持诊疗环境表面的清洁与干燥，遇污染应及时进行有效的消毒；对感染高风险的部门应定期进行消毒。

4.6 医疗机构应结合本单位消毒灭菌工作实际，为从事诊疗器械、器具和物品清洗、消毒与灭菌的工作人员提供相应的防护用品，保障医务人员的职业安全。

4.7 医疗机构应定期对消毒工作进行检查与监测，及时总结分析与反馈，如发现问题应及时纠正。

4.8 医务人员应掌握消毒与灭菌的基本知识和职业防护技能。

4.9 医疗机构从事清洁、消毒、灭菌效果监测的人员应经过专业培训，掌握相关消毒灭菌知识，熟悉消毒产品性能，具备熟练的检验技能；按标准和规范规定的方法进行采样、检测和评价。清洁、消毒与灭菌的效果监测应遵照附录 A 的规定，消毒试验用试剂和培养基配方见附录 B。

## 5 消毒、灭菌基本原则

### 5.1 基本要求

5.1.1 重复使用的诊疗器械、器具和物品，使用后应先清洁，再进行消毒或灭菌。

5.1.2 被朊病毒、气性坏疽及突发不明原因的传染病病原体污染的诊疗器械、器具和物品，应执行本规范第 11 章的规定。

5.1.3 耐热、耐湿的手术器械，应首选压力蒸汽灭菌，不应采用化学消毒剂浸泡灭菌。

5.1.4 环境与物体表面，一般情况下先清洁，再消毒；当受到患者的血液、体液等污染时，先去除污染物，再清洁与消毒。

5.1.5 医疗机构消毒工作中使用的消毒产品应经卫生行政部门批准或符合相应标准技术规范，并应遵循批准使用的范围、方法和注意事项。

5.2 消毒、灭菌方法的选择原则

5.2.1 根据物品污染后导致感染的风险高低选择相应的消毒或灭菌方法：

a) 高度危险性物品，应采用灭菌方法处理；

b) 中度危险性物品，应采用达到中水平消毒以上效果的消毒方法；

c) 低度危险性物品，宜采用低水平消毒方法，或做清洁处理；遇有病原微生物污染时，针对所污染病原微生物的种类选择有效的消毒方法。

5.2.2 根据物品上污染微生物的种类、数量选择消毒或灭菌方法：

a) 对受到致病菌芽孢、真菌孢子、分枝杆菌和经血传播病原体（乙型肝炎病毒、丙型肝炎病毒、艾滋病病毒等）污染的物品，应采用高水平消毒或灭菌；

b) 对受到真菌、亲水病毒、螺旋体、支原体、衣原体等病原微生物污染的物品，应采用中水平以上的消毒方法；

c) 对受到一般细菌和亲脂病毒等污染的物品，应采用达到中水平或低水平的消毒方法；

d) 杀灭被有机物保护的微生物时，应加大消毒剂的使用剂量和（或）延长消毒时间；

e) 消毒物品上微生物污染特别严重时，应加大消毒剂的使用剂量和（或）延长消毒时间。

5.2.3 根据消毒物品的性质选择消毒或灭菌方法：

a) 耐热、耐湿的诊疗器械、器具和物品，应首选压力蒸汽灭菌；耐热的油剂类和干粉类等应采用干热灭菌；

b) 不耐热、不耐湿的物品，宜采用低温灭菌方法，如环氧乙烷灭菌、过氧化氢低温等离子体灭菌或低温甲醛蒸汽灭菌等；

c) 物体表面消毒，宜考虑表面性质，光滑表面宜选择合适的消毒剂擦拭或紫外线消毒器近距离照射；多孔材料表面宜采用浸泡或喷雾消毒法。

5.3 职业防护

5.3.1 应根据不同的消毒与灭菌方法，采取适宜的职业防护措施。

5.3.2 在污染诊疗器械、器具和物品的回收、清洗等过程中应预防发生医务人员职业暴露。

5.3.3 处理锐利器械和用具，应采取有效防护措施，避免或减少利器伤的发生。

5.3.4 不同消毒、灭菌方法的防护如下：

a) 热力消毒、灭菌：操作人员接触高温物品和设备时应使用防烫的棉手套、着长袖工装；排除压力蒸汽灭菌器蒸汽泄露故障时应进行防护，防止皮肤的灼伤。

b) 紫外线消毒：应避免对人体的直接照射，必要时戴防护镜和穿防护服进行保护。

c) 气体化学消毒、灭菌：应预防有毒有害消毒气体对人体的危害，使用环境应通风良好。对环氧乙烷灭菌应严防发生燃烧和爆炸。环氧乙烷、甲醛气体灭菌和臭氧消毒的工作场所，应定期检测空气中的浓度，并达到国家规定的要求。

d) 液体化学消毒、灭菌：应防止过敏及对皮肤、黏膜的损伤。

6 清洗与清洁

6.1 适用范围

清洗适用于所有耐湿的诊疗器械、器具和物品；清洁适用于各类物体表面。

### 6.2 清洗与清洁方法

6.2.1 清洗 重复使用的诊疗器械、器具和物品应由消毒供应中心（CSSD）及时回收后，进行分类、清洗、干燥和检查保养。手工清洗适用于复杂器械、有特殊要求的医疗器械、有机物污染较重器械的初步处理以及无机械清洗设备的情况等；机械清洗适用于大部分常规器械的清洗。具体清洗方法及注意事项遵循 WS 310.2 的要求。

6.2.2 清洁 治疗车、诊疗工作台、仪器设备台面、床头柜、新生儿暖箱等物体表面使用清洁布巾或消毒布巾擦拭。擦拭不同患者单元的物品之间应更换布巾。各种擦拭布巾及保洁手套应分区域使用，用后统一清洗消毒，干燥备用。

### 6.3 注意事项

6.3.1 有管腔和表面不光滑的物品，应用清洁剂浸泡后手工仔细刷洗或超声清洗。能拆卸的复杂物品应拆开后清洗。

6.3.2 清洗用水、清洁剂等的要求遵循 WS 310.1 的规定。

6.3.3 手工清洗工具（如毛刷等）每天使用后，应进行清洁、消毒。

6.3.4 内镜、口腔器械的清洗应遵循国家的有关规定。

6.3.5 对于含有小量血液或体液等物质的溅污，可先清洁再进行消毒；对于大量的溅污，应先用吸湿材料去除可见的污染物，然后再清洁和消毒。

6.3.6 用于清洁物体表面的布巾应每次使用后进行清洗消毒，干燥备用。

## 7 常用消毒与灭菌方法

常用消毒与灭菌方法应遵照附录 C 的规定，对使用产品应查验相关证件。

## 8 高度危险性物品的灭菌

### 8.1 手术器械、器具和物品的灭菌

8.1.1 灭菌前准备

清洗、包装、装载遵循 WS 310.2 的要求。

8.1.2 灭菌方法

8.1.2.1 耐热、耐湿手术器械 应首选压力蒸汽灭菌。

8.1.2.2 不耐热、不耐湿手术器械 应采用低温灭菌方法。

8.1.2.3 不耐热、耐湿手术器械 应首选低温灭菌方法，无条件的医疗机构可采用灭菌剂浸泡灭菌。

8.1.2.4 耐热、不耐湿手术器械 可采用干热灭菌方法。

8.1.2.5 外来医疗器械 医疗机构应要求器械公司提供器械清洗、包装、灭菌方法和灭菌循环参数，并遵循其灭菌方法和灭菌循环参数的要求进行灭菌。

8.1.2.6 植入物 医疗机构应要求器械公司提供植入物的材质、清洗、包装、灭菌方法和灭菌循环参数，并遵循其灭菌方法和灭菌循环参数的要求进行灭菌；植入物灭菌应在生物监测结果合格后放行；紧急情况下植入物的灭菌，应遵循 WS 310.3 的要求。

8.1.2.7 动力工具 分气动式和电动式，一般由钻头、锯片、主机、输气连接线、电池等组成。应按照使用说明的要求对各部件进行清洗、包装与灭菌。

**8.2 手术敷料的灭菌**

**8.2.1 灭菌前准备**

8.2.1.1 手术敷料灭菌前应存放于温度为 18～22 ℃，相对湿度 35％～70％的环境。

8.2.1.2 棉布类敷料可采用符合 YY/T 0698.2 要求的棉布包装；棉纱类敷料可选用符合 YY/T 0698.2、YY/T 0698.4、YY/T 0698.5 要求的医用纸袋、非织造布、皱纹纸或复合包装袋，采用小包装或单包装。

**8.2.2 灭菌方法**

8.2.2.1 棉布类敷料和棉纱类敷料应首选压力蒸汽灭菌。

8.2.2.2 符合 YY/T 0506.1 要求的手术敷料，应根据材质不同选择相应的灭菌方法。

**8.3 手术缝线的灭菌**

8.3.1 手术缝线分类　分为可吸收缝线和非吸收缝线。可吸收缝线包括普通肠线、铬肠线、人工合成可吸收缝线等。非吸收缝线包括医用丝线、聚丙烯缝线、聚酯缝线、尼龙线、金属线等。

8.3.2 灭菌方法　根据不同材质选择相应的灭菌方法。

8.3.3 注意事项　所有缝线不应重复灭菌使用。

**8.4 其他高度危险性物品的灭菌**

应根据被灭菌物品的材质，采用适宜的灭菌方法。

**9 中度危险性物品的消毒**

**9.1 消毒方法**

9.1.1 中度危险性物品，如口腔护理用具等耐热、耐湿物品，应首选压力蒸汽灭菌，不耐热的物品，如体温计(肛表或口表)、氧气面罩、麻醉面罩，应采用高水平消毒或中水平消毒。

9.1.2 通过管道间接与浅表体腔黏膜接触的器具(如氧气湿化瓶、胃肠减压器、吸引器、引流瓶等)的消毒方法如下：

a)耐高温、耐湿的管道与引流瓶应首选湿热消毒；

b)不耐高温的部分可采用中效或高效消毒剂(如含氯消毒剂等)以上的消毒剂浸泡消毒；

c)呼吸机和麻醉机的螺纹管及配件宜采用清洗消毒机进行清洗与消毒；

d)无条件的医院，呼吸机和麻醉机的螺纹管及配件可采用高效消毒剂(如含氟消毒剂等)以上的消毒剂浸泡消毒。

**9.2 注意事项**

9.2.1 待消毒物品在消毒灭菌前应充分清洗干净。

9.2.2 管道中有血迹等有机物污染时，应采用超声波和医用清洗剂浸泡清洗。清洗后的物品应及时进行消毒。

9.2.3 使用中的消毒剂应监测其浓度，在有效期内使用。

**10 低度危险性物品的消毒**

**10.1 诊疗用品的清洁与消毒**

诊疗用品(如血压计袖带、听诊器等)，保持清洁，遇有污染应及时先清洁，后采用中、低效的消毒剂进行消毒。

### 10.2 患者生活卫生用品的清洁与消毒

患者生活卫生用品,如毛巾、面盆、痰盂(杯)、便器、餐饮具等,保持清洁,个人专用,定期消毒;患者出院、转院或死亡进行终末消毒。消毒方法可采用中、低效的消毒剂消毒;便器可使用冲洗消毒器进行清洗消毒。

### 10.3 患者床单元的清洁与消毒

10.3.1 医疗机构应保持床单元的清洁。

10.3.2 医疗机构应对床单元(含床栏、床头柜等)的表面进行定期清洁和(或)消毒,遇污染应及时清洁与消毒;患者出院时应进行终末消毒。消毒方法应采用合法、有效的消毒剂,如复合季铵盐消毒液、含氯消毒剂擦拭消毒,或采用合法、有效的床单元消毒器进行清洗和(或)消毒,消毒剂或消毒器使用方法与注意事项等应遵循产品的使用说明。

10.3.3 直接接触患者的床上用品,如床单、被套、枕套等,应一人一更换;患者住院时间长时,应每周更换;遇污染应及时更换。更换后的用品应及时清洗和消毒。消毒方法应合法、有效。

10.3.4 间接接触患者的被芯、枕芯、褥子、病床隔帘、床垫等,应定期清洗与消毒;遇污染应及时更换、清洗与消毒。甲类及按甲类管理的乙类传染病患者、不明原因病原体感染患者等使用后的上述物品应进行终末消毒,消毒方法应合法、有效,其使用方法与注意事项等遵循产品的使用说明,或按医疗废物处置。

## 11 朊病毒、气性坏疽和突发不明原因传染病的病原体污染物品和环境的消毒

### 11.1 朊病毒

#### 11.1.1 消毒方法

11.1.1.1 感染朊病毒患者或疑似感染朊病毒患者宜选用一次性使用诊疗器械、器具和物品,使用后应进行双层密闭封装焚烧处理。

11.1.1.2 可重复使用的被感染朊病毒患者或疑似感染朊病毒患者的高度危险组织(大脑、硬脑膜、垂体、眼、脊髓等组织)污染的中度和高度危险性物品,可选以下方法之一进行消毒灭菌,且灭菌的严格程度逐步递增:

a)将使用后的物品浸泡于 1 mol/L 氢氧化钠溶液内作用 60 min,然后按 WS 310.2 中的方法进行清洗、消毒与灭菌,压力蒸汽灭菌应采用 134~138 ℃,18 min,或 132 ℃,30 min,或 121 ℃,60 min;

b)将使用后的物品采用清洗消毒机(宜选用具有杀朊病毒活性的清洗剂)或其他安全的方法去除可见污染物,然后浸泡于 1 mol/L 氢氧化钠溶液内作用 60 min,并置于压力蒸汽灭菌 121 ℃,30 min;然后清洗,并按照一般程序灭菌;

c)将使用后的物品浸泡于 1 mol/L 氢氧化钠溶液内作用 60 min,去除可见污染物,清水漂洗,置于开口盘内,下排气压力蒸汽灭菌器内 121 ℃灭菌 60 min 或预排气压力蒸汽灭菌器 134 ℃灭菌 60 min。然后清洗,并按照一般程序灭菌。

11.1.1.3 被感染朊病毒患者或疑似感染朊病毒患者高度危险组织污染的低度危险物品和一般物体表面应用清洁剂清洗,根据待消毒物品的材质采用 10000 mg/L 的含

氯消毒剂或 1 mol/L 氢氧化钠溶液擦拭或浸泡消毒，至少作用 15 min，并确保所有污染表面均接触到消毒剂。

11.1.1.4　被感染朊病毒患者或疑似感染朊病毒患者高度危险组织污染的环境表面应用清洁剂清洗，采用 10000 mg/L 的含氯消毒剂消毒，至少作用 15 min。为防止环境和一般物体表面污染，宜采用一次性塑料薄膜覆盖操作台，操作完成后按特殊医疗废物焚烧处理。

11.1.1.5　被感染朊病毒患者或疑似感染朊病毒患者低度危险组织（脑脊液、肾、肝、脾、肺、淋巴结、胎盘等组织）污染的中度和高度危险物品，传播朊病毒的风险还不清楚，可参照上述措施处理。

11.1.1.6　被感染朊病毒患者或疑似感染朊病毒患者低度危险组织污染的低度危险物品、一般物体表面和环境表面可只采取相应常规消毒方法处理。

11.1.1.7　被感染朊病毒患者或疑似感染朊病毒患者其他无危险组织污染的中度和高度危险物品，采取以下措施处理：

a）清洗并按常规高水平消毒和灭菌程序处理；

b）除接触中枢神经系统的神经外科内镜外，其他内镜按照国家有关内镜清洗消毒技术规范处理；

c）采用标准消毒方法处理低度危险性物品和环境表面，可采用 500～1000 mg/L 的含氯消毒剂或相当剂量的其他消毒剂处理。

11.1.2　注意事项

11.1.2.1　当确诊患者感染朊病毒时，应告知医院感染管理及诊疗涉及的相关临床科室。培训相关人员朊病毒相关医院感染、消毒处理等知识。

11.1.2.2　感染朊病毒患者或疑似感染朊病毒患者高度危险组织污染的中度和高度危险物品，使用后应立即处理，防止干燥；不应使用快速灭菌程序；没有按正确方法消毒灭菌处理的物品应召回重新按规定处理。

11.1.2.3　感染朊病毒患者或疑似感染朊病毒患者高度危险组织污染的中度和高度危险物品，不能清洗和只能低温灭菌的，宜按特殊医疗废物处理。

11.1.2.4　使用的清洁剂、消毒剂应每次更换。

11.1.2.5　每次处理工作结束后，应立即消毒清洗器具，更换个人防护用品，进行手的清洁与消毒。

**11.2　气性坏疽病原体**

11.2.1　消毒方法

11.2.1.1　伤口的消毒　采用 3% 过氧化氢溶液冲洗，伤口周围皮肤可选择碘伏原液擦拭消毒。

11.2.1.2　诊疗器械的消毒　应先消毒，后清洗，再灭菌。消毒可采用含氯消毒剂 1000～2000 mg/L 浸泡消毒 30～45 min，有明显污染物时应采用含氯 5000～10000 mg/L 浸泡消毒 ≥60 min。然后按规定清洗，灭菌。

11.2.1.3　物体表面的消毒　手术部（室）或换药室，每例感染患者之间应及时进行物体表面消毒，采用 0.5% 过氧乙酸或 500 mg/L 含氯消毒剂擦拭。

11.2.1.4　环境表面的消毒　手术部(室)、换药室、病房环境表面有明显污染时，随时消毒，采用 0.5％过氧乙酸或 1000 mg/L 含氯消毒剂擦拭。

11.2.1.5　终末消毒　手术结束、患者出院、转院或死亡后应进行终末消毒。终末消毒可采用 3％过氧化氢或过氧乙酸熏蒸，3％过氧化氢按照 20 mL/m³气溶胶喷雾，过氧乙酸按照 1 g/m³加热熏蒸，湿度 70％～90％，密闭 24 h；5％过氧乙酸溶液按照 2.5 mL/m³气溶胶喷雾，湿度为 20％～40％。

11.2.1.6　织物　患者用过的床单、被罩、衣物等单独收集，需重复使用时应专包密封，标识清晰，压力蒸汽灭菌后再清洗。

11.2.2　注意事项

11.2.2.1　患者宜使用一次性诊疗器械、器具和物品。

11.2.2.2　医务人员应做好职业防护，防护和隔离应遵循 WS/T 311 的要求；接触患者时应戴一次性手套，手卫生应遵循 WS/T 313 的要求。

11.2.2.3　接触患者创口分泌物的纱布、纱垫等敷料、一次性医疗用品、切除的组织(如坏死肢体等)双层封装，按医疗废物处理。医疗废物应遵循《医疗废物管理条例》的要求进行处置。

### 11.3　突发不明原因传染病的病原体

突发不明原因的传染病病原体污染的诊疗器械、器具与物品的处理应符合国家届时发布的规定要求。没有要求时，其消毒的原则为：在传播途径不明时，应按照多种传播途径，确定消毒的范围和物品；按病原体所属微生物类别中抵抗力最强的微生物，确定消毒的剂量(可按杀芽孢的剂量确定)；医务人员应做好职业防护。

## 12　皮肤与黏膜的消毒

### 12.1　皮肤消毒

12.1.1　穿刺部位的皮肤消毒

12.1.1.1　消毒方法

12.1.1.1.1　用浸有碘伏消毒液原液的无菌棉球或其他替代物品局部擦拭 2 遍，作用时间遵循产品的使用说明。

12.1.1.1.2　使用碘酊原液直接涂擦皮肤表面 2 遍以上，作用时间 1～3 min，待稍干后再用 70％～80％乙醇(体积分数)脱碘。

12.1.1.1.3　使用有效含量≥2 g/L 氯己定-乙醇(70％，体积分数)溶液局部擦拭 2 或 3 遍，作用时间遵循产品的使用说明。

12.1.1.1.4　使用 70％～80％(体积分数)乙醇溶液擦拭消毒 2 遍，作用 3 min。

12.1.1.1.5　使用复方季铵盐消毒剂原液皮肤擦拭消毒，作用时间 3～5 min。

12.1.1.1.6　其他合法、有效的皮肤消毒产品，按照产品的使用说明书操作。

12.1.1.2　消毒范围

肌肉、皮下及静脉注射、针灸部位、各种诊疗性穿刺等消毒方法主要是涂擦，以注射或穿刺部位为中心，由内向外缓慢旋转，逐步涂擦，共 2 次，消毒皮肤面积应≥5 cm×5 cm。中心静脉导管(如短期中心静脉导管、PICC、植入式血管通路)的消毒范围直径应＞15 cm，至少应大于敷料面积(10 cm×12 cm)。

12.1.2　手术切口部位的皮肤消毒

12.1.2.1　清洁皮肤

手术部位的皮肤应先清洁；对于器官移植手术和处于重度免疫抑制状态的患者，术前可用抗菌或抑菌皂液或 20000 mg/L 葡萄糖酸氯己定擦拭洗净全身皮肤。

12.1.2.2　消毒方法

12.1.2.2.1　使用浸有碘伏消毒液原液的无菌棉球或其他替代物品局部擦拭 2 遍，作用≥2 min。

12.1.2.2.2　使用碘酊原液直接涂擦皮肤表面，待稍干后再用 70%～80% 乙醇（体积分数）脱碘。

12.1.2.2.3　使用有效含量≥2 g/L 氯己定-乙醇（70%，体积分数）溶液局部擦拭 2 或 3 遍，作用时间遵循产品的使用说明。

12.1.2.2.4　其他合法、有效的手术切口皮肤消毒产品，按照产品使用说明书操作。

12.1.2.3　消毒范围

应在手术野及其外扩展≥15 cm 部位由内向外擦拭。

12.1.3　病原微生物污染皮肤的消毒

12.1.3.1　彻底冲洗。

12.1.3.2　消毒　采用碘伏原液擦拭作用 3～5 min，或用乙醇、异丙醇与氯己定配制成的消毒液等擦拭消毒，作用 3～5 min。

12.2　黏膜、伤口创面消毒

12.2.1　擦拭法

12.2.1.1　使用含有效碘 1000～2000 mg/L 的碘伏擦拭，作用到规定时间。

12.2.1.2　使用有效含量≥2 g/L 氯己定-乙醇（70%，体积分数）溶液局部擦拭 2 或 3 遍，作用时间遵循产品的使用说明。

12.2.1.3　采用 1000～2000 mg/L 季铵盐，作用到规定时间.

12.2.2　冲洗法

12.2.2.1　使用有效含量≥2 g/L 氯己定水溶液冲洗或漱洗，至冲洗液或漱洗液变清为止。

12.2.2.2　采用 3%（30 g/L）过氧化氢冲洗伤口、口腔含漱，作用到规定时间。

12.2.2.3　使用含有效碘 500 mg/L 的消毒液冲洗，作用到规定时间。

12.2.3　注意事项

12.2.3.1　其他合法、有效的黏膜、伤口创面消毒产品，按照产品使用说明书进行操作。

12.2.3.2　如消毒液注明不能用于孕妇，则不可用于怀孕妇女的会阴部及阴道手术部位的消毒。

13　地面和物体表面的清洁与消毒

13.1　清洁和消毒方法

13.1.1　地面的清洁与消毒　地面无明显污染时，采用湿式清洁。当地面受到患者血液、体液等明显污染时，先用吸湿材料去除可见的污染物，再清洁和消毒。

13.1.2 物体表面的清洁与消毒 室内用品(如桌子、椅子、凳子、床头柜等)的表面无明显污染时,采用湿式清洁。当受到明显污染时,先用吸湿材料去除可见的污染物,然后再清洁和消毒。

13.1.3 感染高风险的部门其地面和物体表面的清洁与消毒 感染高风险的部门,如手术部(室)、产房、导管室、洁净病房、骨髓移植病房、器官移植病房、重症监护病房、新生儿室、血液透析病房、烧伤病房、感染疾病科、口腔科、检验科、急诊等病房与部门的地面与物体表面,应保持清洁、干燥,每天进行消毒,遇明显污染随时去污、清洁与消毒,地面消毒采用 400~700 mg/L 有效氯的含氯消毒液擦拭,作用 30 min。物体表面消毒方法同地面或采用 1000~2000 mg/L 季铵盐类消毒液擦拭。

13.2 注意事项

地面和物体表面应保持清洁,当遇到明显污染时,应及时进行消毒处理,所用消毒剂应符合国家相关要求。

## 14 清洁用品的消毒

### 14.1 手工清洗与消毒

14.1.1 擦拭布巾 清洗干净,在 250 mg/L 有效氯消毒剂(或其他有效消毒剂)中浸泡 30 min,冲净消毒液,干燥备用。

14.1.2 地巾 清洗干净,在 500 mg/L 有效氯消毒剂中浸泡 30 min,冲净消毒液,干燥备用。

### 14.2 自动清洗与消毒

使用后的布巾、地巾等物品放入清洗机内,按照清洗器产品的使用说明进行清洗与消毒,一般程序包括水洗、洗涤剂洗、清洗、消毒、烘干,取出备用。

### 14.3 注意事项

布巾、地巾应分区使用。

# 附录 A
## （规范性附录）
## 清洁、消毒与灭菌的效果监测

### A.1 清洗与清洁效果监测

#### A.1.1 诊疗器械、器具和物品清洗的效果监测

A.1.1.1 日常监测 在检查包装时进行，应目测和（或）借助带光源放大镜检查。清洗后的器械表面及其关节、齿牙应光洁，无血渍、污渍、水垢等残留物质和锈斑。

A.1.1.2 定期抽查 每月应随机至少抽查 3 个待灭菌包内全部物品的清洗效果，检查的方法与内容同日常监测，并记录监测结果。

A.1.1.3 可采用蛋白残留测定、ATP 生物荧光测定等监测清洗与清洁效果的方法及其灵敏度的要求，定期测定诊疗器械、器具和物品的蛋白残留或其清洗与清洁的效果。

#### A.1.2 清洗消毒器及其效果的监测

A.1.2.1 日常监测

应每批次监测清洗消毒器的物理参数及运转情况，并记录。

A.1.2.2 定期监测

A.1.2.2.1 对清洗消毒器的清洗效果可每年采用清洗效果测试指示物进行监测。当清洗物品或清洗程序发生改变时，也可采用清洗效果测试指示物进行清洗效果的监测。

A.1.2.2.2 监测方法应遵循生产厂家的使用说明或指导手册；监测结果不符合要求，清洗消毒器应停止使用。清洗效果测试指示物应符合有关标准的要求。

A.1.2.2.3 清洗消毒器新安装、更新、大修、更换清洗剂、消毒方法、改变装载方法等时，应遵循生产厂家的使用说明或指导手册进行检测，清洗消毒效果检测合格后，清洗消毒器方可使用。

### A.2 灭菌效果的监测

#### A.2.1 压力蒸汽灭菌效果的监测

A.2.1.1 压力蒸汽灭菌效果的监测包括物理监测法、化学监测法、生物监测法和B-D测试，应遵循 WS 310.3 的要求。

A.2.1.2 标准生物测试包的制作方法如下：

a）标准指示菌株：嗜热脂肪杆菌芽孢，菌片含菌及抗力符合国家有关标准；

b）标准测试包的制作：由 16 条 41 cm×66 cm 的全棉手术巾制成。制作方法：将每条手术巾的长边先折成 3 层，短边折成 2 层，然后叠放，制成 23 cm×23 cm×15 cm 的测试包；

c）标准生物测试包或生物 PCD 的制作方法：将至少一个标准指示菌片装入灭菌小纸袋内或至少一个自含式生物指示剂，置于标准试验包的中心部位即完成标准生物测试包或生物 PCD 的制作；

d)培养方法：经一个灭菌周期后，在无菌条件下取出标准试验包的指示菌片，投入溴甲酚紫葡萄糖蛋白胨水培养基中，经 56±1 ℃培养 7 d（自含式生物指示物按产品说明书执行），观察培养结果；

e)结果判定：阳性对照组培养阳性，阴性对照组培养阴性，试验组培养阴性，判定为灭菌合格。阳性对照组培养阳性，阴性对照组培养阴性，试验组培养阳性，则灭菌不合格；同时应进一步鉴定试验组阳性的细菌是否为指示菌或是污染所致。自含式生物指示物不需要做阴性对照；

f)小型压力蒸汽灭菌器因一般无标准生物监测包，应选择灭菌器常用的、有代表性的灭菌包制作生物测试包或生物 PCD，置于灭菌器最难灭菌的部位，且灭菌器应处于满载状态。生物测试包或生物 PCD 应侧放，体积大时可平放；

g)采用快速压力蒸汽灭菌程序灭菌时，应直接将一支生物指示物，置于空载的灭菌器内，经一个灭菌周期后取出，规定条件下培养，观察结果；

h)可使用一次性标准生物测试包，对灭菌器的灭菌质量进行生物监测；

i)注意事项：

1)监测所用菌片或自含式菌管应取得卫生部消毒产品卫生许可批件，并在有效期内使用；

2)如果 1 d 内进行多次生物监测，且生物指示剂为同一批号，则只设一次阳性对照即可。

A.2.1.3　B－D 测试方法如下：

a)B－D 测试包的制作方法　B－D 测试包由 100% 脱脂纯棉布或 100% 全棉手术巾折叠成长 30±2 cm、宽 25±2 cm、高 25～28 cm 大小的布包；将专用 B－D 测试纸，放入上述布包的中间；制成的 B－D 测试包的重量要求为 4±0.2 kg。或采用一次性使用或反复使用的 B－D 测试包。

b)B－D 测试方法　测试前先预热灭菌器，将 B－D 测试包水平放于灭菌柜内灭菌车的前底层，靠近柜门与排气口底前方；柜内除测试包外无任何物品；在 134 ℃温度下，时间不超过 3.5 min，取出测试包，观察 B－D 测试纸颜色变化。

c)结果判定　B－D 测试纸均匀一致变色，说明 B－D 试验通过，灭菌器可以使用；变色不均说明 B－D 试验失败，可再重复一次 B－D 测试，合格，灭菌器可以使用；不合格，需检查 B－D 测试失败原因，直至 B－D 测试通过后该灭菌器方能使用。

A.2.2　干热灭菌的效果监测

A.2.2.1　干热灭菌效果的物理监测法、化学监测法和生物监测法，应遵循 WS 310.3 的要求。

A.2.2.2　标准生物测试管的制作方法如下：

a)标准指示菌株：枯草杆菌黑色变种芽孢，菌片含菌及抗力符合国家有关标准；

b)标准生物测试管的制作方法：将标准指示菌片分别装入灭菌中试管内（1 片/管）；

c)监测方法：将标准生物测试管，置于灭菌器最难灭菌的部位，即灭菌器与每层门把手对角线内、外角处放置 2 个含菌片的试管，试管帽置于试管旁，关好柜门，经一个灭菌周期后，待温度降至 80 ℃时，加盖试管帽后取出试管，并设阳性对照和阴性对照；

d)培养方法：在无菌条件下，加入普通营养肉汤培养基（5 mL/管），36±1 ℃培养48 h，观察初步结果，无菌生长管继续培养至第 7 d；

e)结果判定：阳性对照组培养阳性，阴性对照组培养阴性，若每个指示菌片接种的肉汤管均澄清，判为灭菌合格；若阳性对照组培养阳性，阴性对照组培养阴性，而指示菌片之一接种的肉汤管混浊，判为不合格；对难以判定的肉汤管，取 0.1 mL 接种于营养琼脂平板，用灭菌 L 棒或接种环涂匀，置 36±1 ℃培养 48 h，观察菌落形态，并做涂片染色镜检，判断是否有指示菌生长，若有指示菌生长，判为灭菌不合格；若无指示菌生长，判为灭菌合格；

f)注意事项：监测所用菌片应取得卫生部消毒产品卫生许可批件，并在有效期内使用。

**A.2.3 过氧化氢低温等离子灭菌和低温甲醛蒸汽灭菌的效果监测**

过氧化氢低温等离子灭菌和低温甲醛蒸汽灭菌的效果监测应遵循 WS 310.3 的要求。

**A.2.4 环氧乙烷气体灭菌的效果监测**

A.2.4.1 环氧乙烷气体灭菌的物理监测法、化学监测法和生物监测法，应遵循 WS 310.3 的要求。

A.2.4.2 常规生物测试包的制作方法如下：

a)标准指示菌株：枯草杆菌黑色变种芽孢，菌片含菌及抗力符合国家有关标准；

b)常规生物测试包的制作方法：取一个 20 mL 无菌注射器，去掉针头，拔出针栓，将标准生物指示菌放入针筒内，带孔的塑料帽应朝向针头处，再将注射器的针栓插回针筒(注意不要碰及生物指示物)，之后用一条全棉小毛巾两层包裹，置于纸塑包装袋中，封装；

c)监测方法：将常规生物测试包放在灭菌器最难灭菌的部位(整个装载灭菌包的中心部位)。灭菌周期完成后应立即取出指示菌片接种于含有复方中和剂的 0.5% 的葡萄糖肉汤培养基管中，36±1 ℃培养 7 d(自含式生物指示物应遵循产品说明)，观察培养基颜色变化。同时设阳性对照；

d)结果判定：阳性对照组培养阳性，试验组培养阴性，判定为灭菌合格。阳性对照组培养阳性，试验组培养阳性，则灭菌不合格；同时应进一步鉴定试验组阳性的细菌是否为指示菌或是污染所致；

e)注意事项：监测所用菌片应取得卫生部消毒产品卫生许可批件，并在有效期内使用。

**A.3 紫外线消毒的效果监测**

**A.3.1 紫外线灯辐照度值的测定**

A.3.1.1 监测方法

A.3.1.1.1 紫外线辐照计测定法

开启紫外线灯 5 min 后，将测定波长为 253.7 nm 的紫外线辐照计探头置于被检紫外线灯下垂直距离 1 m 的中央处，特殊紫外线灯在推荐使用的距离处测定，待仪表稳定后，所示数据即为该紫外线灯的辐照度值。

A.3.1.1.2 紫外线强度照射指示卡监测法

开启紫外线灯 5 min 后，将指示卡置于紫外灯下垂直距离 1 m 处，有图案一面朝上，照射 1 min，紫外线照射后，观察指示卡色块的颜色，将其与标准色块比较，读出照射强度。

A.3.1.2 结果判定

普通 30 W 直管型紫外线灯，新灯管的辐照强度应符合 GB 19258 要求；使用中紫外线灯辐照强度≥70 $\mu W/cm^2$ 为合格；30 W 高强度紫外线新灯的辐照强度≥180 $\mu W/cm^2$ 为合格。

A.3.1.3 注意事项

测定时电压 220±5 V，温度 20～25 ℃，相对湿度＜60％，紫外线辐照计应在计量部门检定的有效期内使用；指示卡应获得卫生部消毒产品卫生许可批件，并在有效期内使用。

A.3.2 生物监测法

空气消毒的效果监测按 A.6 的要求执行。

A.3.3 注意事项

A.3.3.1 紫外线灯在投放市场之前应按照卫生部有关规定进行产品卫生安全评价。

A.3.3.2 紫外线消毒效果监测时，采样液（平板）中不加中和剂。

A.4 手和皮肤消毒效果监测

A.4.1 手的消毒效果监测

应遵循 WS/T 313 的要求。

A.4.2 皮肤的消毒效果监测

A.4.2.1 采样时间

按照产品使用说明规定的作用时间，达到消毒效果后及时采样。

A.4.2.2 采样方法

用 5 cm×5 cm 的灭菌规格板，放在被检皮肤处，用浸有含相应中和剂的无菌洗脱液的棉拭子 1 支，在规格板内横竖往返均匀涂擦各 5 次，并随之转动棉拭子，剪去手接触部位后，将棉拭子投入 10 mL 含相应中和剂的无菌洗脱液的试管内，及时送检。不规则的皮肤可用棉拭子直接涂擦采样。

A.4.2.3 检测方法

将采样管在混匀器上振荡 20 s 或用力振打 80 次，用无菌吸管吸取 1.0 mL 待检样器接种于灭菌平皿，每一样本接种 2 个平皿，平皿内加入已溶化的 45～48 ℃ 的营养琼脂 15～18 mL，边倾注边摇匀，待琼脂凝固，置 36±1 ℃温箱培养 48 h，计数菌落数。

细菌菌落总数计算方法见式（A.1）：

$$细菌菌落总数（CFU/cm^2）=\frac{平均上菌落数×稀释倍数}{采样面积（cm^2）} \qquad (A.1)$$

A.4.2.4 结果判定

皮肤消毒效果的判定标准遵循 WS/T 313 中外科手消毒卫生标准。

A.4.2.5 注意事项

采样皮肤表面不足 5 cm×5 cm，可用相应面积的规格板采样。

### A.5 物体表面的消毒效果监测

#### A.5.1 采样时间

在消毒处理后或怀疑与医院感染暴发有关时进行采样。

#### A.5.2 采样方法

用 5 cm×5 cm 灭菌规格板放在被检物体表面，用浸有无菌 0.03 mol/L 磷酸盐缓冲液(PBS)或生理盐水采样液的棉拭子 1 支，在规格板内横竖往返各涂抹 5 次，并随之转动棉拭子，连续采样 4 个规格板面积，被采表面<100 cm²，取全部表面；被采表面≥100 cm²，取 100 cm²。剪去手接触部分，将棉拭子放入装有 10 mL 无菌检验用洗脱液的试管中送检。门把手等小型物体则采用棉拭子直接涂抹物体表面采样。采样物体表面有消毒剂残留时，采样液应含相应中和剂。

#### A.5.3 检测方法

充分振荡采样管后，取不同稀释倍数的洗脱液 1.0 mL 接种平皿，将冷至 40～45 ℃的熔化营养琼脂培养基每皿倾注 15～20 mL，36±1 ℃恒温箱培养 48 h，计数菌落数。怀疑与医院感染暴发有关时，进行目标微生物的检测。

#### A.5.4 结果计算

A.5.4.1 规则物体表面

物体表面菌落总数计算方法见式(A.2)：

$$物体表面菌落总数(CFU/cm^2) = \frac{平均每皿菌落数×洗脱液稀释倍数}{采样面积(cm^2)} \qquad (A.2)$$

A.5.4.2 小型物体表面的结果计算，用 CFU/件表示。

#### A.5.5 结果判定

A.5.5.1 洁净手术部、其他洁净场所、非洁净手术部(室)、非洁净骨髓移植病房、产房、导管室、新生儿室、器官移植病房、烧伤病房、重症监护病房、血液病病区等；物体表面细菌菌落总数≤5 CFU/cm²。

A.5.5.2 儿科病房、母婴同室、妇产科检查室、人流室、治疗室、注射室、换药室、输血科、消毒供应中心、血液透析中心(室)、急诊室、化验室、各类普通病室、感染疾病科门诊及其病房等；物体表面细菌菌落总数≤10 CFU/cm²。

### A.6 空气的消毒效果监测

#### A.6.1 采样时间

采用洁净技术净化空气的房间在洁净系统自净后与从事医疗活动前采样；未采用洁净技术净化空气的房间在消毒或规定的通风换气后与从事医疗活动前采样；或怀疑与医院感染暴发有关时采样。

#### A.6.2 监测方法

A.6.2.1 洁净手术部(室)及其他洁净用房可选择沉降法浮游菌法，参照 GB 50333 要求进行监测。浮游菌法可选择六级撞击式空气采样器或其他经验证的空气采样器。监测时将采样器置于室内中央 0.8～1.5 m 高度，按采样器使用说明书操作，每次采样时间不超过 30 min。房间面积>10 m² 者，每增加 10 m² 增设一个采样点。

A.6.2.2 未采用洁净技术净化空气的房间采用沉降法：室内面积≤30 m²，设内、中、外对角线三点，内、外点应距墙壁 1 m 处；室内面积＞30 m²，设四角及中央五点，四角的布点位置应距墙壁 1 m 处。将普通营养琼脂平皿（φ90 mm）放置各采样点，采样高度为距地面 0.8～1.5 m；采样时将平皿盖打开，扣放于平皿旁，暴露规定时间后盖上平皿盖及时送检。

A.6.2.3　将送检平皿置 36±1 ℃恒温箱培养 48 h，计数菌落数，若怀疑与医院感染暴发有关时，进行目标微生物的检测。

A.6.3　结果计算

A.6.3.1　沉降法按平均每皿的菌落数报告：CFU/（皿・暴露时间）。

A.6.3.2　浮游菌法计算公式见式（A.3）：

$$空气中菌落总数(CFU/m^3) = \frac{采样器各平皿菌落数之和(CFU)}{采样速率(L/min) \times 采样时间(min)} \times 1000 \qquad (A.3)$$

A.6.4　结果判定

A.6.4.1　洁净手术部（室）和其他洁净场所，空气中的细菌菌落总数要求应遵循 GB 50333。

A.6.4.2　非洁净手术部（室）、非洁净骨髓移植病房、产房、导管室、新生儿室、器官移植病房、烧伤病房、重症监护病房、血液病病区空气中的细菌菌落总数＜4 CFU/（15 min・直径 9 cm 平皿）。

A.6.4.3　儿科病房、母婴同室、妇产科检查室、人流室、治疗室、注射室、换药室、输血科、消毒供应中心、血液透析中心（室）、急诊室、化验室、各类普通病室、感染疾病科门诊及其病房空气中的细菌菌落总数＜4 CFU/（5 min・直径 9 cm 平皿）。

A.6.5　注意事项

采样前，关闭门窗，在无人走动的情况下，静止 10 min 后采样。

A.7　消毒液的监测

A.7.1　常用消毒液有效成分含量测定

库存消毒剂的有效成分含量依照产品企业标准进行检测；使用中消毒液的有效浓度测定可用上述方法，也可使用经国家卫生行政部门批准的消毒剂浓度试纸（卡）进行监测。

A.7.2　使用中消毒液染菌量测定

A.7.2.1　监测方法

A.7.2.1.1　用无菌吸管按无菌操作方法吸取 1.0 mL 被检消毒液，加入 9 mL 中和剂中混匀。醇类与酚类消毒剂用普通营养肉汤中和，含氯消毒剂、含碘消毒剂和过氧化物消毒剂用含 0.1％硫代硫酸钠中和剂，氯己定、季铵盐类消毒剂用含 0.3％吐温 80 和 0.3％卵磷脂中和剂，醛类消毒剂用含 0.3％甘氨酸中和剂，含有表面活性剂的各种复方消毒剂可在中和剂中加入吐温 80 至 3％；也可使用该消毒剂消毒效果检测的中和剂鉴定试验确定的中和剂。

A.7.2.1.2　用无菌吸管吸取一定稀释比例的中和后混合液 1.0 mL 接种平皿，将冷至 40～45 ℃的熔化营养琼脂培养基每皿倾注 15～20 mL，36±1 ℃恒温箱培养 72 h，计数菌落数，怀疑与医院感染暴发有关时，进行目标微生物的检测。消毒液染菌量计算见式(A.4)：

$$消毒液染菌量(CFU/mL)＝平均每皿菌落数×10×稀释倍数 \quad\quad (A.4)$$

A.7.2.2  结果判断

使用中灭菌用消毒液：无菌生长；使用中皮肤黏膜消毒液染菌量：≤10 CFU/mL，其他使用中消毒液染菌量≤100 CFU/mL。

A.7.3  注意事项

采样后 4 h 内检测。

A.8  清洁用品的消毒效果监测

A.8.1  采样时间  消毒后、使用前进行采样。

A.8.2  采样方法  布巾、地巾等物品可用无菌的方法剪取 1 cm×3 cm，直接投入 5 mL 含相应中和剂的无菌生理盐水中，及时送检。

A.8.3  检测方法  将采样管在混匀器上振荡 20 s 或用力振打 80 次，取采样液检测致病菌。

A.8.4  结果判定  未检出致病菌为消毒合格。

A.9  致病菌的检测

当怀疑被某致病菌污染时，或怀疑医院感染与某致病菌有关时，致病菌的检测依据污染情况进行相应指标菌的检测。检测方法参考相关标准。

# 附录 B
## （资料性附录）
## 消毒试验用试剂和培养基配方

### B.1　磷酸盐缓冲液（PBS，0.03 mol/L，pH 7.2）

| | |
|---|---|
| 无水磷酸氢二钠 | 2.83 g |
| 磷酸二氢钾 | 1.36 g |
| 蒸馏水加至 | 1000 mL |

将各成分加入 1000 mL 蒸馏水中，待完全溶解后，调 pH 至 7.2～7.4，于 121 ℃压力蒸汽灭菌 20 min 备用。

### B.2　无菌检验用洗脱液

| | |
|---|---|
| 吐温 80 | 1 g |
| 蛋白胨 | 10 g |
| 氯化钠 | 8.5 g |
| 蒸馏水 | 1000 mL |

将各成分加入 1000 mL 0.03 mol/L PBS 液中，加热溶解后调 pH 至 7.2～7.4，于 121 ℃压力蒸汽灭菌 20 min 备用。

### B.3　营养琼脂培养基

| | |
|---|---|
| 蛋白胨 | 10 g |
| 牛肉膏 | 5 g |
| 氯化钠 | 5 g |
| 琼脂 | 15 g |
| 蒸馏水 | 1000 mL |

除琼脂外其他成分溶解于蒸馏水中，调 pH 至 7.2～7.4，加入琼脂，加热溶解，分装，于 121 ℃压力蒸汽灭菌 20 min 备用。

### B.4　溴甲酚紫蛋白胨培养液

| | |
|---|---|
| 蛋白胨 | 10 g |
| 葡萄糖 | 5 g |
| 可溶性淀粉 | 1 g |
| 溴甲酚紫乙醇溶液 | 10 mL |
| 蒸馏水 | 1000 mL |

将蛋白胨、葡萄糖溶解于蒸馏水中，调 pH 至 7.0～7.2，加入 1％溴甲酚紫乙醇溶液，摇匀后分装，每管 5 mL，于 115 ℃压力蒸汽灭菌 30 min，置 4 ℃冰箱备用。

### B.5　营养肉汤培养基

| | |
|---|---|
| 蛋白胨 | 10 g |
| 牛肉膏 | 5 g |

| 氯化钠 | 5 g |
|---|---|
| 蒸馏水 | 1000 mL |

将各成分溶解于蒸馏水中，调 pH 至 7.2～7.4，分装，于 121 ℃压力蒸汽灭菌 20 min 备用。

### B.6 嗜热脂肪杆菌恢复琼脂培养基

| 蛋白胨 | 10 g |
|---|---|
| 牛肉膏 | 3 g |
| 可溶性淀粉 | 1 g |
| 葡萄糖 | 1 g |
| 琼脂 | 20 g |
| 蒸馏水 | 1 000 mL |

以上各成分蒸馏水溶解，调 pH 至 7.0～7.2，装瓶，经 115 ℃压力蒸汽灭菌 30 min 后使用。

### B.7 0.5%葡萄糖肉汤培养基

| 蛋白胨 | 10 g |
|---|---|
| 氯化钠 | 5 g |
| 葡萄糖 | 5 g |
| 肉浸液 | 1000 mL |

取蛋白胨与氯化钠加入肉浸液内，微温溶解后，调 pH 至弱碱性，煮沸、加入葡萄糖溶解后，摇匀，滤清，调 pH 至 7.0～7.4，分装，于 115 ℃压力蒸汽灭菌 30 min。

### B.8 稀释液：胰蛋白胨生理盐水溶液(TPS)

| 胰蛋白胨 | 1.0 g |
|---|---|
| 氯化钠 | 8.5 g |

先用 900 mL 以上蒸馏水溶解，并调节 pH 值在 7.0±0.2(20 ℃)，最终用蒸馏水加至 1000 mL，分装后，经 121 ℃压力蒸汽灭菌后使用。

### B.9 需氧-厌氧菌琼脂培养基

| 酪胨(胰酶水解) | 15 g |
|---|---|
| 牛肉膏 | 3 g |
| 葡萄糖 | 5 g |
| 氯化钠 | 2.5 g |
| L-胱氨酸 | 0.5 g |
| 硫乙醇酸钠 | 0.5 g |
| 酵母浸出粉 | 5 g |
| 新鲜配制的 0.1%刃天青溶液 | 1.0 mL |
| (或新配制的 0.2%亚甲蓝溶液) | 0.5 mL |
| 琼脂 | 0.5～0.7 g |
| 蒸馏水 | 1000 mL |

除葡萄糖和刃天青溶液外，取上述成分加入蒸馏水中，微温溶解后，调 pH 至弱碱性，煮沸、滤清，加入葡萄糖和刃天青溶液，摇匀，调 pH 至 6.9～7.3，分装于 115 ℃压力蒸汽灭菌 30 min。

### B.10　无菌试验用真菌培养基

| | |
|---|---|
| 磷酸二氢钾（$KH_2PO_4$） | 1 g |
| 硫酸镁（$MgSO_4 \cdot 7H_2O$） | 0.5 g |
| 蛋白胨 | 5 g |
| 葡萄糖 | 10 g |
| 蒸馏水 | 1000 mL |

除葡萄糖外，上述各成分加入蒸馏水内，微温溶解后，调节 pH 约 6.8，煮沸，加葡萄糖溶解后，摇匀滤清，调 pH 使灭菌后为 6.4±0.2，分装，115 ℃压力蒸汽灭菌 20 min 备用。

### B.11　血琼脂培养基

| | |
|---|---|
| 营养琼脂 | 100 mL |
| 脱纤维羊血（或兔血） | 10 mL |

将营养琼脂加热熔化待冷至 50 ℃左右，以无菌操作将 10 mL 脱纤维血加入后摇匀，倒平皿置冰箱备用。

### B.12　注意事项

配置培养基的注意事项如下：

a)配制培养基的容器不宜用铜锅或铁锅，以免影响细菌生长；

b)培养基用的试管口和锥形瓶口应用普通棉花制成的棉塞，再用牛皮纸包好；

c)试剂与培养基配制好后应置清洁处保存，常温下不超过 1 个月。

# 附录C
## （规范性附录）
## 常用消毒与灭菌方法

### C.1 压力蒸汽灭菌

#### C.1.1 适用范围

适用于耐热、耐湿诊疗器械、器具和物品的灭菌。下排气压力蒸汽灭菌还适用于液体的灭菌；快速压力蒸汽灭菌适用于裸露和耐热、耐湿诊疗器械、器具和物品的灭菌。压力蒸汽灭菌不适用于油类和粉剂的灭菌。

#### C.1.2 分类

根据排放冷空气的方式和程度不同，分为下排气压力蒸汽灭菌器和预排气压力蒸汽灭菌器两大类。根据灭菌时间的长短，压力蒸汽灭菌程序包括常规压力蒸汽灭菌程序和快速压力蒸汽灭菌程序。

#### C.1.3 灭菌方法

##### C.1.3.1 下排气压力蒸汽灭菌

下排气压力蒸汽灭菌器包括手提式压力蒸汽灭菌器和卧式压力蒸汽灭菌器等，灭菌程序一般包括前排气、灭菌、后排气和干燥等过程，具体操作方法遵循生产厂家的使用说明或指导手册。灭菌器的灭菌参数一般为温度121 ℃，压力102.9 kPa，器械灭菌时间20 min，敷料灭菌时间30 min。

##### C.1.3.2 预排气压力蒸汽灭菌

灭菌器的灭菌程序一般包括3次以上的预真空和充气等脉动排气、灭菌、后排气和干燥等过程，具体操作方法遵循生产厂家的使用说明或指导手册。灭菌器的灭菌参数一般为温度132~134 ℃，压力205.8 kPa，灭菌时间4 min。

##### C.1.3.3 快速压力蒸汽灭菌

快速压力蒸汽灭菌包括下排气、正压排气和预排气压力蒸汽灭菌。其灭菌参数如时间和温度由灭菌器性质、灭菌物品材料性质（带孔和不带孔）、是否裸露而定，见表C.1。具体操作方法遵循生产厂家的使用说明或指导手册。

表C.1 快速压力蒸汽灭菌(132~134 ℃)所需最短时间

| 物品种类 | 下排气 | | 正压排气 | | 预排气 | |
|---|---|---|---|---|---|---|
| | 灭菌温度 ℃ | 灭菌时间 min | 灭菌温度 ℃ | 灭菌时间 min | 灭菌温度 ℃ | 灭菌时间 min |
| 不带孔物品 | 132 | 3 | 134 | 3.5 | 132 | 3 |
| 带孔物品 | 132 | 10 | 134 | 3.5 | 132 | 4 |
| 不带孔＋带孔物品 | 132 | 10 | 134 | 3.5 | 132 | 4 |

**C.1.4 注意事项**

C.1.4.1 每天设备运行前应进行安全检查，检查内容包括：

a)灭菌器柜门密封圈平整无损坏，柜门安全锁扣灵活、安全有效；

b)灭菌器压力表处在"0"的位置；

c)由柜室排气口倒入 500 mL 水，检查有无阻塞；

d)关闭灭菌器柜门，通蒸汽检查有无泄漏；

e)检查蒸汽调节阀是否灵活、准确，压力表与温度计的标示是否吻合，排气口温度计是否完好；

f)记录打印装置处于备用状态；

g)电源、水源、蒸汽、压缩空气等运行条件符合设备要求。

C.1.4.2 灭菌前应进行灭菌器的预热。

C.1.4.3 检查安全阀是否在蒸汽压力达到规定的安全限度时被冲开。

C.1.4.4 灭菌包重量要求：器械包重量不宜超过 7 kg，敷料包重量不宜超过 5 kg。

C.1.4.5 灭菌包体积要求：下排气压力蒸汽灭菌器不宜超过 30 cm×30 cm×25 cm；预排气压力蒸汽灭菌器不宜超过 30 cm×30 cm×50 cm。

C.1.4.6 灭菌结束后，压力表在蒸汽排尽时应在"0"位。

C.1.4.7 手提式和卧式压力蒸汽灭菌器主体与顶盖应无裂缝和变形；不应使用无排气软管或软管锈蚀的手提式压力蒸汽灭菌器。

C.1.4.8 卧式压力蒸汽灭菌器输入蒸汽的压力不宜过高，夹层的温度不能高于灭菌室的温度。

C.1.4.9 预排气压力蒸汽灭菌器应在每日开始灭菌运行前空载进行 B-D 试验，检测其空气排除效果。具体方法遵循 A.2.1.3。

C.1.4.10 下排气、预排气压力蒸汽灭菌器的具体操作步骤、常规保养和检查措施，应遵循生产厂家的使用说明或指导手册。

C.1.4.11 快速灭菌程序不应作为物品的常规灭菌程序。应急情况下使用时，只适用于灭菌裸露物品，使用卡式盒或专用灭菌容器盛放。灭菌后的物品应尽快使用，不应储存，无有效期。

**C.1.5 压力蒸汽灭菌操作程序**

包括灭菌前物品的准备、灭菌物品装载、灭菌操作、无菌物品卸载和灭菌效果的监测等步骤。具体要求遵循 WS 310.2 的要求。

**C.2 干热灭菌**

**C.2.1 适用范围**

适用于耐热、不耐湿、蒸汽或气体不能穿透物品的灭菌，如玻璃、金属等医疗用品和油类、粉剂等制品的灭菌。

**C.2.2 灭菌方法**

采用干热灭菌器进行灭菌，灭菌参数一般为：150 ℃，150 min；160 ℃，120 min；170 ℃，60 min；180 ℃，30 min。

### C.2.3　注意事项

C.2.3.1　灭菌时灭菌物品不应与灭菌器内腔底部及四壁接触，灭菌后温度降到40 ℃以下再开启灭菌器柜门。

C.2.3.2　灭菌物品包体积不应超过 10 cm×10 cm×20 cm，油剂、粉剂的厚度不应超过 0.6 cm，凡士林纱布条厚度不应超过 1.3 cm，装载高度不应超过灭菌器内腔高度的 2/3，物品间应留有空隙。

C.2.3.3　设置灭菌温度应充分考虑灭菌物品对温度的耐受力；灭菌有机物品或用纸质包装的物品时，温度应≤170 ℃。

C.2.3.4　灭菌温度达到要求时，应打开柜体的排风装置。

C.2.3.5　灭菌操作应遵循生产厂家的使用说明或指导手册。

## C.3　环氧乙烷气体灭菌

### C.3.1　适用范围

适用于不耐热、不耐湿的诊疗器械、器具和物品的灭菌，如电子仪器、光学仪器、纸质制品、化纤制品、塑料制品、陶瓷及金属制品等诊疗用品。不适用于食品、液体、油脂类、粉剂类等灭菌。

### C.3.2　灭菌方法

C.3.2.1　灭菌程序包括预热、预湿、抽真空、通入气化氧乙烷达到预定浓度、维持灭菌时间、清除灭菌柜内环氧乙烷气体、解析灭菌物品内环氧乙烷的残留等过程。

C.3.2.2　灭菌时应采用 100％纯环氧乙烷或环氧乙烷和二氧化碳混合气体，不应使用氟利昂。

C.3.2.3　应按照环氧乙烷灭菌器生产厂家的操作使用说明或指导手册，根据灭菌物品种类、包装、装载量与方式不同，选择合适的温度、浓度和时间等灭菌参数。采用新的灭菌程序、新类型诊疗器械、新包装材料使用环氧乙烷气体灭菌前，应验证灭菌效果。

C.3.2.4　除金属和玻璃材料以外的灭菌物品，灭菌后应经过解析，解析时间：50 ℃，12 h；60 ℃，8 h；残留环氧乙烷应符合 GB/T 16886.7 的要求。解析过程应在环氧乙烷灭菌柜内继续进行，输入的空气应经过高效过滤（滤除≥0.3 $\mu$m 粒子 99.6％以上），或放入专门的通风柜内，不应采用自然通风法进行解析。

### C.3.3　灭菌前物品准备与包装

C.3.3.1　灭菌物品应彻底清洗干净。

C.3.3.2　包装应采用专用包装材料，包括纸、包装袋（纸袋、纸塑袋等）、非织造布、硬质容器。包装材料应分别符合 YY/T 0698.2、YY/T 0698.5 和 YY/T 0698.8 的要求，新型包装材料应符合 GB/T 19633 的有关规定。包装操作要求符合 WS 310.2 的要求。

### C.3.4　灭菌物品装载

C.3.4.1　灭菌柜内装载物品周围应留有空隙，物品应放于金属网状篮筐内或金属网架上；纸塑包装应侧放。

C.3.4.2　物品装载量不应超过柜内总体积的 80％。

C.3.5　注意事项

C.3.5.1　灭菌器安装应符合要求，包括通风良好、远离火源，灭菌器各侧（包括上方）应预留 51 cm 空间。应安装专门的排气管道，且与大楼其他排气管道完全隔离。

C.3.5.2　应有专门的排气管道系统，排气管应为不通透环氧乙烷的材料（如铜管等）制成，垂直部分长度超过 3 m 时应加装集水器。排气管应导至室外，并于出口处反转向下；距排气口 7.6 m 范围内不应有易燃易爆物和建筑物的入风口（如门或窗）；排气管不应有凹陷或回圈。

C.3.5.3　环氧乙烷灭菌气瓶或气罐应远离火源和静电，通风良好，无日晒，存放温度低于 40 ℃，不应置于冰箱中。应严格按照国家制定的有关易燃易爆物品储存要求进行处理。

C.3.5.4　每年对工作环境中环氧乙烷浓度进行监测并记录。在每日 8 h 工作中，环氧乙烷浓度 TWA（时间加权平均浓度）应不超过 1.82 mg/m³（1 ppm）。

C.3.5.5　消毒员应经专业知识和紧急事故处理的培训。过度接触环氧乙烷后，迅速将其移离中毒现场，立即吸入新鲜空气；皮肤接触后，用水冲洗接触处至少 15 min，同时脱去脏衣服；眼睛接触液态环氧乙烷或高浓度环氧乙烷气体至少冲洗眼 10 min，并均应尽快就诊。

C.3.5.6　应在环氧乙烷灭菌器内进行，灭菌器应取得卫生部消毒产品卫生许可批件。

C.4　过氧化氢低温等离子体灭菌

C.4.1　适用范围

适用于不耐热、不耐湿的诊疗器械的灭菌，如电子仪器、光学仪器等诊疗器械的灭菌。不适用于布类、纸类、水、油类、粉剂等材质的灭菌。

C.4.2　灭菌方法

C.4.2.1　应在专用的过氧化氢低温等离子体灭菌器内进行，一次灭菌过程包含若干个循环周期，每个循环周期包括抽真空、过氧化氢注入、扩散、等离子化、通风五个步骤。

C.4.2.2　应遵循过氧化氢低温等离子体灭菌生产厂家的操作使用说明书，根据灭菌物品种类、包装、装载量与方式不同，选择合适的灭菌程序，每种程序应满足相对应的温度、过氧化氢浓度和用量、灭菌时间等灭菌参数。

C.4.3　注意事项

C.4.3.1　灭菌物品应清洗干净、干燥。

C.4.3.2　灭菌物品的包装材料应符合 YY/T 0698.2 的非织造布和 YY/T 0698.5 复合型组合袋的要求。

C.4.3.3　灭菌包不应叠放，不应接触灭菌腔内壁。

C.4.3.4　灭菌器应取得卫生部消毒产品卫生许可批件。

C.5　低温甲醛蒸汽灭菌

C.5.1　适用范围

适用于不耐湿、热的诊疗器械、器具和物品的灭菌，如电子仪器、光学仪器、管腔器械、金属器械、玻璃器皿、合成材料物品等。

C.5.2　灭菌方法

C.5.2.1　低温甲醛蒸汽灭菌程序应包括：预热，预真空、排气，蒸汽注入、湿化、升温，反复甲醛蒸发、注入，甲醛穿透，灭菌（在预设的压力、温度下持续一定时间），反复蒸汽冲洗灭菌腔内甲醛，反复空气冲洗、干燥，冷却，恢复灭菌舱内正常压力。

C.5.2.2　根据低温甲醛蒸汽灭菌器的要求，采用 2％复方甲醛溶液或福尔马林溶液（35％～40％甲醛）进行灭菌，每个循环的 2％复方甲醛溶液或福尔马林溶液（35％～40％甲醛）用量根据装载量不同而异。灭菌参数为：温度 55～80 ℃，灭菌维持时间为 30～60 min。

C.5.3　注意事项

C.5.3.1　应采用取得卫生部消毒产品卫生许可批件的低温甲醛蒸汽灭菌器，并使用专用灭菌溶液进行灭菌，不应采用自然挥发或熏蒸的灭菌方法。

C.5.3.2　低温甲醛蒸汽灭菌器操作者应培训上岗，并具有相应的职业防护知识和技能。

C.5.3.3　低温甲醛蒸汽灭菌器的安装及使用应遵循生产厂家使用说明书或指导手册，必要时应设置专用的排气系统。

C.5.3.4　运行时的周围环境甲醛浓度应＜0.5 mg/m³，排水内的甲醛浓度应符合国家有关规定，灭菌物品上的甲醛残留均值≤4.5 μg/cm²。在灭菌器内经过甲醛残留处理的灭菌物品，取出后可直接使用。

C.5.3.5　灭菌包装材料应使用与压力蒸汽灭菌法相同或专用的纸塑包装、无纺布、硬质容器，不应使用可吸附甲醛或甲醛不易穿透的材料，如布类、普通纸类、聚乙烯膜、玻璃纸等。

C.5.3.6　装载时，灭菌物品应摊开放置，中间留有一定的缝隙，物品表面应尽量暴露。使用纸塑包装材料时，包装应竖立，纸面对塑面依序排放。

C.5.3.7　消毒后，应去除残留甲醛气体，采用抽气通风或用氨水中和法。

C.6　紫外线消毒

C.6.1　适用范围

适用于室内空气和物体表面的消毒。

C.6.2　紫外线消毒灯要求

C.6.2.1　紫外线消毒灯在电压为 220 V、环境相对湿度为 60％、温度为 20 ℃时，辐射的 253.7 nm 紫外线强度（使用中的强度）应不低于 70 μW/cm²。

C.6.2.2　应定期监测消毒紫外线的辐照强度，当辐照强度降低到要求值以下时，应及时更换。

C.6.2.3　紫外线消毒灯的使用寿命，即由新灯的强度降低到 70 μW/cm² 的时间（功率≥30 W），或降低到原来新灯强度的 70％（功率＜30 W）的时间，应不低于 1000 h。紫外线灯生产单位应提供实际使用寿命。

C.6.3　使用方法

C.6.3.1　在室内无人状态下，采用紫外线灯悬吊式或移动式直接照射消毒。灯管吊装高度距离地面 1.8～2.2 m。安装紫外线灯的数量为平均≥1.5 W/m³，照射时间≥30 min。

C.6.3.2　采用紫外线消毒器对空气及物体表面进行消毒。其消毒方法及注意事项应遵循生产厂家的使用说明。

C.6.3.3　消毒时对环境的要求　紫外线直接照射消毒空气时，关闭门窗，保持消毒空间内环境清洁、干燥。消毒空气的适宜温度 20～40 ℃，相对湿度低于 80%。

C.6.4　注意事项

C.6.4.1　应保持紫外线灯表面清洁，每周用酒精布巾擦拭一次，发现灯管表面有灰尘、油污等时，应随时擦拭。

C.6.4.2　用紫外线灯消毒室内空气时，房间内应保持清洁干燥。当温度低于 20 ℃或高于 40 ℃，相对湿度大于 60% 时，应适当延长照射时间。

C.6.4.3　采用紫外线消毒物体表面时，应使消毒物品表面充分暴露于紫外线。

C.6.4.4　采用紫外线消毒纸张、织物等粗糙表面时，应适当延长照射时间，且两面均应受到照射。

C.6.4.5　采用紫外线杀灭被有机物保护的微生物及空气中悬浮粒子多时，应加大照射剂量。

C.6.4.6　不应使紫外线光源直接照射到人。

C.6.4.7　不应在易燃、易爆的场所使用。

C.6.4.8　紫外线强度计每年至少标定一次。

C.7　臭氧

C.7.1　适用范围

适用于无人状态下病房、口腔科等场所的空气消毒和物体表面的消毒。

C.7.2　使用方法

C.7.2.1　空气消毒　在封闭空间内、无人状态下，采用 20 mg/m³ 浓度的臭氧，作用 30 min，对自然菌的杀灭率达到 90% 以上。消毒后应开窗通风≥30 min，人员方可进入室内。

C.7.2.2　物体表面消毒　在密闭空间内，相对湿度≥70%，采用 60 mg/m³ 浓度的臭氧，作用 60～120 min。

C.7.3　注意事项

C.7.3.1　有人情况下室内空气中允许臭氧浓度为 0.16 mg/m³。

C.7.3.2　臭氧为强氧化剂，使用时对多种物品有损坏，包括使铜片出现绿色锈斑、橡胶老化、变色、弹性降低，织物漂白褪色等。

C.7.3.3　臭氧的杀菌作用受多种因素(包括温度、相对湿度和有机物等)的影响。

C.8　醛类

C.8.1　戊二醛

C.8.1.1　适用范围

适用于不耐热诊疗器械、器具与物品的浸泡消毒与灭菌。

C.8.1.2 使用方法

C.8.1.2.1 诊疗器械、器具与物品的消毒与灭菌 将洗净、干燥的诊疗器械、器具与物品放入 2% 的碱性戊二醛溶液中完全浸没，并应去除器械表面的气泡，容器加盖，温度 20～25 ℃，消毒作用到产品使用说明的规定时间，灭菌作用 10 h。无菌方式取出后用无菌水反复冲洗干净，再用无菌纱布等擦干后使用。其他戊二醛制剂的用法遵循卫生行政部门或国家相关规定进行。

C.8.1.2.2 用于内镜的消毒或灭菌应遵循国家有关要求。

C.8.1.3 注意事项

C.8.1.3.1 诊疗器械、器具与物品在消毒前应彻底清洗、干燥。新启用的诊疗器械、器具与物品先除去油污及保护膜，再用清洁剂清洗去除油脂，干燥后及时消毒或灭菌。

C.8.1.3.2 戊二醛对人有毒性，应在通风良好的环境中使用。对皮肤和黏膜有刺激性，使用时应注意个人防护。不慎接触，应立即用清水连续冲洗干净，必要时就医。

C.8.1.3.3 戊二醛不应用于物体表面的擦拭或喷雾消毒、室内空气消毒、手和皮肤黏膜的消毒。

C.8.1.3.4 强化酸性戊二醛使用前应先加入 pH 调节剂(碳酸氢钠)，再加防锈剂(亚硝酸钠)充分混匀。

C.8.1.3.5 用于浸泡灭菌的容器，应洁净、密闭，使用前应先经灭菌处理。

C.8.1.3.6 在 20～25 ℃温度条件下，加入 pH 调节剂和亚硝酸钠后的戊二醛溶液连续使用时间应＜14 d。

C.8.1.3.7 应确保使用中戊二醛浓度符合产品使用说明的要求。

C.8.1.3.8 戊二醛应密封，避光，置于阴凉、干燥、通风的环境中保存。

C.8.2 邻苯二甲醛

C.8.2.1 适用范围

适用于不耐热诊疗器械、器具与物品的浸泡消毒。

C.8.2.2 使用方法

C.8.2.2.1 将待消毒的诊疗器械、器具与物品完全淹没于含量为 5.5 g/L、pH 为 7.0～8.0、温度 20～25 ℃的邻苯二甲醛溶液中浸泡，消毒容器加盖，作用 5～12 min。

C.8.2.2.2 用于内镜的消毒应遵循国家有关要求。

C.8.2.3 注意事项

C.8.2.3.1 诊疗器械、器具与物品消毒前应彻底清洗、干燥。新启用的诊疗器械、器具与物品先除去油污及保护膜，再用清洁剂清洗去除油脂，干燥后及时消毒。

C.8.2.3.2 使用时应注意通风。直接接触到本品会引起眼睛、皮肤、消化道、呼吸道黏膜损伤。接触皮肤、黏膜会导致着色，处理时应谨慎、戴手套；当溅入眼内时应及时用水冲洗，必要时就诊。

C.8.2.3.3 配制使用应采用专用塑料容器。

C.8.2.3.4 消毒液连续使用应≤14 d。

C.8.2.3.5 应确保使用中的浓度符合产品使用说明的要求。

C.8.2.3.6 邻苯二甲醛应密封，避光，置于阴凉、干燥、通风的环境中保存。

## C.9 过氧化物类

### C.9.1 过氧乙酸

#### C.9.1.1 适用范围

适用于耐腐蚀物品、环境、室内空气等的消毒。专用机械消毒设备适用于内镜的灭菌。

#### C.9.1.2 使用方法

##### C.9.1.2.1 消毒液配制

对二元包装的过氧乙酸，使用前按产品使用说明书要求将 A 液、B 液混合并放置所需时间。根据有效成分含量按容量稀释公式 $c_1 \times V_1 = c_2 \times V_2$，$c_1$ 和 $V_1$ 为过氧乙酸原液的浓度和毫升数，$c_2$ 和 $V_2$ 为配制过氧乙酸使用液的浓度和体积，用蒸馏水将过氧乙酸稀释成所需浓度。计算方法及配制步骤为：

a)计算所需过氧乙酸原液的体积($V_1$)：$V_1 = (c_2 \times V_2)/c_1$；

b)计算所需蒸馏水的体积($V_3$)：$V_3 = V_2 - V_1$；

c)取过氧乙酸原液 $V_1$(mL)，加入蒸馏水 $V_3$(mL)，混匀。

##### C.9.1.2.2 消毒方法

C.9.1.2.2.1 浸泡法 将待消毒的物品浸没于装有过氧乙酸的容器中，加盖。对一般物体表面，用 0.1%～0.2%(1 000～2000 mg/L)过氧乙酸溶液浸泡 30 min。对耐腐蚀医疗器械的高水平消毒，采用 0.5%(5000 mg/L)过氧乙酸冲洗作用 10 min，用无菌方法取出后采用无菌水冲洗干净，无菌巾擦干后使用。

C.9.1.2.2.2 擦拭法 大件物品或其他不能用浸泡法消毒的物品用擦拭法消毒。消毒使用的浓度和作用时间同浸泡法。

C.9.1.2.2.3 喷洒法 用于环境消毒时，用 0.2%～0.4%(2000～4000 mg/L)过氧乙酸溶液喷洒，作用 30～60 min。

C.9.1.2.2.4 喷雾法 采用电动超低容量喷雾器，使用 5000 mg/L 过氧乙酸溶液，按照 20～30 mL/m³ 的用量进行喷雾消毒，作用 60 min。

C.9.1.2.2.5 熏蒸法 使用 15% 过氧乙酸(7 mL/m³)加热蒸发，相对湿度60%～80%，室温熏蒸 2 h。

C.9.1.2.2.6 使用以过氧乙酸为灭菌剂的专用机械消毒设备灭菌内镜时，应遵循卫生部消毒产品卫生许可批件的适用范围及操作方法。

#### C.9.1.3 注意事项

C.9.1.3.1 过氧乙酸不稳定，应贮存于通风阴凉处，远离可燃物质。用前应测定有效含量，原液浓度低于 12% 时不应使用。

C.9.1.3.2 稀释液应现用现配，使用时限≤24 h。

C.9.1.3.3 过氧乙酸对多种金属和织物有很强的腐蚀和漂白作用，金属制品与织物经浸泡消毒后，及时用符合要求的水冲洗干净。

C.9.1.3.4 接触过氧乙酸时，应采取防护措施；不慎溅入眼中或皮肤上，应立即用大量清水冲洗。

C.9.1.3.5 空气熏蒸消毒时，室内不应有人。

C.9.2 过氧化氢

C.9.2.1 适用范围

适用于外科伤口、皮肤黏膜冲洗消毒，室内空气的消毒。

C.9.2.2 消毒方法

C.9.2.2.1 伤口、皮肤黏膜消毒 采用3%(30g/L)过氧化氢冲洗、擦拭，作用3～5 min。

C.9.2.2.2 室内空气消毒 使用气溶胶喷雾器，采用3%(30 g/L)过氧化氢溶液按照20～30 mL/m³的用量喷雾消毒，作用60 min。

C.9.2.3 注意事项

C.9.2.3.1 过氧化氢应避光、避热，室温下储存。

C.9.2.3.2 过氧化氢对金属有腐蚀性，对织物有漂白作用。

C.9.2.3.3 喷雾时应采取防护措施；谨防溅入眼内或皮肤黏膜上，一旦溅上及时用清水冲洗。

C.9.3 二氧化氯

C.9.3.1 适用范围

适用于物品、环境、物体表面及空气的消毒。

C.9.3.2 使用方法

C.9.3.2.1 消毒液配制

二元包装消毒液，使用前需在二氧化氯稳定液中加入活化剂；一元包装的粉剂及片剂，应加入蒸馏水溶解，放置所需时间。根据有效含量按稀释定律，用蒸馏水将二氧化氯稀释成所需浓度。具体计算方法及配制步骤按C.9.1.2.1进行。

C.9.3.2.2 消毒方法

C.9.3.2.2.1 浸泡法 将待消毒物品浸没于装有二氧化氯溶液的容器中，加盖。对细菌繁殖体污染物品的消毒，用100～250 mg/L二氧化氯溶液浸泡30 min；对肝炎病毒和结核分枝杆菌污染物品的消毒，用500 mg/L二氧化氯浸泡30 min；对细菌芽孢污染物品的消毒，用1000 mg/L二氧化氯浸泡30 min。

C.9.3.2.2.2 擦拭法 大件物品或其他不能用浸泡法消毒的物品用擦拭法消毒。消毒使用的浓度和作用时间同浸泡法。

C.9.3.2.2.3 喷洒法 对细菌繁殖体污染的表面，用500 mg/L二氧化氯均匀喷洒，作用30 min；对肝炎病毒和结核杆菌污染的表面，用1000 mg/L二氧化氯均匀喷洒，作用60 min。

C.9.3.2.2.4 室内空气消毒 使用气溶胶喷雾器，采用500 mg/L二氧化氯溶液按照20～30 mL/m³的用量喷雾消毒，作用30～60 min；或采用二氧化氯(10～20 mg/m³)加热蒸发或加激活剂熏蒸消毒。消毒剂用量、消毒时间、操作方法和注意事项等应遵循产品的使用说明。

C.9.3.3 注意事项

C.9.3.3.1 置于干燥、通风处保存。

C.9.3.3.2 稀释液应现配现用，使用时限≤24 h。

C.9.3.3.3 对碳钢、铝有中度腐蚀性，对铜、不锈钢有轻度腐蚀性。金属制器经二氧化氯消毒后，应及时用符合要求的水冲洗干净、干燥。

## C.10 含氯消毒剂

### C.10.1 适用范围

适用于物品、物体表面、分泌物、排泄物等的消毒。

### C.10.2 使用方法

适用于物品、物体表面、分泌物、排泄物等的消毒。

C.10.2.1 消毒液配制

根据产品有效氯含量，按稀释定律，用蒸馏水稀释成所需浓度。具体计算方法及配制步骤按 C.9.1.2.1 进行。

C.10.2.2 消毒方法

C.10.2.2.1 浸泡法 将待消毒的物品浸没于装有含氯消毒剂溶液的容器中，加盖。对细菌繁殖体污染物品的消毒，用含有效氯 500 mg/L 的消毒液浸泡>10 min，对经血传播病原体、分枝杆菌、细菌芽孢污染物品的消毒，用含有效氯 2000～5000 mg/L 消毒液，浸泡>30 min。

C.10.2.2.2 擦拭法 大件物品或其他不能用浸泡消毒的物品用擦拭消毒，消毒所用的浓度和作用时间同浸泡法。

C.10.2.2.3 喷洒法 对一般污染的物品表面，用含有效氯 400～700 mg/L 的消毒液均匀喷洒，作用 10～30 min；对经血传播病原体、结核杆菌等污染表面的消毒，用含有效氯 2000 mg/L 的消毒液均匀喷洒，作用>60 min。喷洒后有强烈的刺激性气味，人员应离开现场。

C.10.2.2.4 干粉消毒法 对分泌物、排泄物的消毒，用含氯消毒剂干粉加入分泌物、排泄物中，使有效氯含量达到 10000 mg/L，搅拌后作用>2 h；对医院污水的消毒，用干粉按有效氯 50 mg/L 用量加入污水中，并搅拌均匀，作用 2 h 后排放。

### C.10.3 注意事项

C.10.3.1 粉剂应于阴凉处避光、防潮、密封保存；水剂应于阴凉处避光、密闭保存。使用液应现配现用，使用时限≤24 h。

C.10.3.2 配制漂白粉等粉剂溶液时，应戴口罩、手套。

C.10.3.3 未加防锈剂的含氯消毒剂对金属有腐蚀性，不应用于金属器械的消毒。加防锈剂的含氯消毒剂对金属器械消毒后，应用无菌蒸馏水冲洗干净，干燥后使用。

C.10.3.4 对织物有腐蚀和漂白作用，不应用于有色织物的消毒。

## C.11 醇类消毒剂(含乙醇、异丙醇、正丙醇，或两种成分的复方制剂)

### C.11.1 适用范围

适用于手、皮肤、物体表面及诊疗器具的消毒。

### C.11.2 使用方法

C.11.2.1 手消毒 使用符合国家有关规定的含醇类手消毒剂，手消毒方法遵循 WS/T 313 的要求。

C.11.2.2 皮肤消毒 使用 70%～80%(体积比)乙醇溶液擦拭皮肤 2 遍，作用 3 min。

C.11.2.3　物体表面的消毒　使用 70％～80％(体积比)乙醇溶液擦拭物体表面 2 遍，作用 3 min。

C.11.2.4　诊疗器具的消毒　将待消毒的物品浸没于装有 70％～80％(体积比)的乙醇溶液中消毒≥30 min，加盖；或进行表面擦拭消毒。

### C.11.3　注意事项

C.11.3.1　醇类易燃，不应有明火。

C.11.3.2　不应用于被血、脓、粪便等有机物严重污染表面的消毒。

C.11.3.3　用后应盖紧，密闭，置于阴凉处保存。

C.11.3.4　醇类过敏者慎用。

### C.12　含碘类消毒剂

### C.12.1　碘伏

C.12.1.1　适用范围

适用于手、皮肤、黏膜及伤口的消毒。

C.12.1.2　使用方法

C.12.1.2.1　消毒液配制

冲洗黏膜时，根据有效碘含量用灭菌蒸馏水或纯化水，按照稀释定律，将碘伏稀释成所需浓度。具体计算方法及配制步骤按 C.9.1.2.1 进行。

C.12.1.2.2　消毒方法

C.12.1.2.2.1　擦拭法　皮肤、黏膜擦拭消毒，用浸有碘伏消毒液原液的无菌棉球或其他替代物品擦拭被消毒部位。外科手消毒用碘伏消毒液原液擦拭揉搓作用至少 3 min。手术部位的皮肤消毒，用碘伏消毒液原液局部擦拭 2 或 3 遍，作用至少 2 min。注射部位的皮肤消毒，用碘伏消毒液原液局部擦拭 2 遍，作用时间遵循产品的使用说明。口腔黏膜及创面消毒，用含有效碘 1000～2000 mg/L 的碘伏擦拭，作用 3～5 min。

C.12.1.2.2.2　冲洗法　对阴道黏膜及创面的消毒，用含有效碘 500 mg/L 的碘伏冲洗，作用到使用产品的规定时间。

C.12.1.3　注意事项

C.12.1.3.1　应置于阴凉处避光、防潮、密封保存。

C.12.1.3.2　含乙醇的碘制剂消毒液不应用于黏膜和伤口的消毒。

C.12.1.3.3　碘伏对二价金属制品有腐蚀性，不应做相应金属制品的消毒。

C.12.1.3.4　碘过敏者慎用。

### C.12.2　碘酊

C.12.2.1　适用范围

适用于注射及手术部位皮肤的消毒。

C.12.2.2　使用方法

使用碘酊原液直接涂擦注射及手术部位皮肤 2 遍以上，作用时间 1～3 min，待稍干后再用 70％～80％(体积比)乙醇脱碘。

C.12.2.3　注意事项

C.12.2.3.1　不应用于破损皮肤、眼及口腔黏膜的消毒。

C.12.2.3.2 不应用于碘酊过敏者；过敏体质者慎用。

C.12.2.3.3 应置于阴凉处避光、防潮、密封保存。

C.12.3 复方碘伏消毒

C.12.3.1 适用范围

主要适用于医务人员的手、皮肤消毒，有些可用于黏膜消毒。应遵循卫生部消毒产品卫生许可批件规定的使用范围。

C.12.3.2 使用方法

C.12.3.2.1 含有乙醇或异丙醇的复方碘伏消毒剂可用于手、皮肤消毒，原液擦拭1或2遍，作用1~2 min，不可用于黏膜消毒。

C.12.3.2.2 含有氯己定的复方碘伏消毒剂，用途同普通碘伏消毒剂，应遵循该消毒剂卫生许可批件的使用说明，慎用于腹腔冲洗消毒。

C.12.3.3 注意事项

同碘伏，使用中应注意复方物质的毒副作用。

C.13 氯己定

C.13.1 适用范围

适用于手、皮肤、黏膜的消毒。

C.13.2 使用方法

C.13.2.1 消毒液的配制

根据有效含量用灭菌蒸馏水或纯化水将消毒液稀释成所需浓度。具体计算方法及配制步骤按C.9.1.2.1进行。一般原液使用。

C.13.2.2 消毒方法

C.13.2.2.1 擦拭法 手术部位及注射部位皮肤和伤口创面消毒，用有效含量≥2 g/L氯己定-乙醇(70%，体积比)溶液局部擦拭2或3遍，作用时间遵循产品的使用说明；外科手消毒用有效含量≥2 g/L氯己定-乙醇(70%，体积比)溶液，使用方法及作用时间应遵循产品使用说明。

C.13.2.2.2 冲洗法 对口腔、阴道或伤口创面的消毒，用有效含量≥2 g/L氯己定水溶液冲洗，作用时间遵循产品的使用说明。

C.13.3 注意事项

不应与肥皂、洗衣粉等阴性离子表面活性剂混合使用或前后使用。

C.14 季铵盐类

C.14.1 适用范围

适用于环境、物体表面、皮肤与黏膜的消毒。

C.14.2 使用方法

C.14.2.1 环境、物体表面消毒 一般用1000~2000 mg/L消毒液，浸泡或擦拭消毒，作用时间15~30 min。

C.14.2.2 皮肤消毒 复方季铵盐消毒剂原液皮肤擦拭消毒，作用时间3~5 min。

C.14.2.3 黏膜消毒 采用1000~2000 mg/L季铵盐消毒液，作用到产品使用说明的规定时间。

C.14.3　注意事项

不宜与阴离子表面活性剂(如肥皂、洗衣粉等)合用。

## C.15　酸性氧化电位水

C.15.1　适用范围

适用于消毒供应中心手工清洗后不锈钢和其他非金属材质器械、器具和物品灭菌前的消毒、物体表面、内镜等的消毒。

C.15.2　使用方法

C.15.2.1　主要有效成分指标要求：有效氯含量 $60\pm10$ mg/L，pH 值范围 $2.0\sim3.0$，氧化还原电位(ORP)$\geqslant1100$ mV，残留氯离子$\leqslant1000$ mg/L。

C.15.2.2　消毒供应中心手工清洗器械灭菌前的消毒　手工清洗后的器械、器具和物品，用酸性氧化电位水流动冲洗浸泡消毒 2 min，净水冲洗 30 s，取出干燥，具体方法应遵循 WS 310.2 的要求。

C.15.2.3　物体表面的消毒　洗净待消毒物体，采用酸性氧化电位水流动冲洗浸泡消毒，作用 $3\sim5$ min；或反复擦洗消毒 5 min。

C.15.2.4　内镜的消毒　严格遵循国家有关规定的要求。

C.15.2.5　其他方面的消毒　遵循国家有关规定及卫生部消毒产品卫生许可批件的使用说明。

C.15.3　注意事项

C.15.3.1　应先彻底清除待消毒物品上的有机物，再进行消毒处理。

C.15.3.2　酸性氧化电位水对光敏感，有效氯浓度随时间延长而下降，生成后原则上应尽早使用，最好现制备现用。

C.15.3.3　储存应选用避光、密闭、硬质聚氯乙烯材质制成的容器。室温下贮存不超过 3 d。

C.15.3.4　每次使用前，应在使用现场酸性氧化电位水出水口处，分别检测 pH 值、氧化还原电位和有效氯浓度。检测数值应符合指标要求。

C.15.3.5　对铜、铝等非不锈钢的金属器械、器具和物品有一定的腐蚀作用，应慎用。

C.15.3.6　酸性氧化电位水长时间排放可造成排水管路的腐蚀，故应每次排放后再排放少量碱性还原电位水或自来水。

## C.16　煮沸消毒

C.16.1　适用范围

适用于金属、玻璃制品、餐饮具、织物或其他耐热、耐湿物品的消毒。

C.16.2　使用方法

将待消毒物品完全浸没水中，加热水沸腾后维持$\geqslant15$ min。

C.16.3　注意事项

C.16.3.1　从水沸腾时开始计消毒时间，中途加入物品应重新计时。

C.16.3.2　消毒物品应保持清洁，所消毒的物品应全部浸没于水中，可拆卸物品应拆开。

C.16.3.3　高海拔地区，应适当延长煮沸时间。

C.16.3.4　煮沸消毒用水宜使用软水。

## C.17　流动蒸汽消毒

### C.17.1　适用范围

适用于医疗器械、器具和物品手工清洗后的初步消毒，餐饮具和部分卫生用品等耐热、耐湿物品的消毒。

### C.17.2　使用方法

通过流动蒸汽发生器、蒸锅等，当水沸腾后产生水蒸气，蒸汽温度为 100 ℃，相对湿度 80％～100％时，作用时间 15～30 min。

### C.17.3　注意事项

C.17.3.1　消毒作用时间，应从水沸腾后有蒸汽冒出时算起。

C.17.3.2　消毒物品应清洁干燥、垂直放置，物品之间留有一定空隙。

C.17.3.3　高海拔地区，应适当延长消毒时间。

## C.18　其他消毒灭菌方法

### C.18.1　过滤除菌

过滤除菌是将待消毒的介质，通过规定孔径的过滤材料，以物理阻留等原理，去除气体或液体中的微生物，但不能将微生物杀灭，可用于医疗机构低度危险性物品和中度危险性物品的消毒，主要用于空气净化，以及不适用于压力蒸汽灭菌的液体过滤除菌。

### C.18.2　微波消毒

微波是一种频率高、波长短、穿透性强的电磁波，一般使用的频率为 2450 MHz，可杀灭包括芽孢在内的所有微生物。微波可用于医疗机构低度危险性物品和中度危险性物品（如餐饮具）的消毒。微波消毒的物品应浸入水中或用湿布包裹。

### C.18.3　其他合法、有效的消毒产品

其使用方法与注意事项等应根据产品的使用说明或指导手册。

# 附录三 医务人员手卫生规范

ICS 11.020

C 05

**WS**

# 中 华 人 民 共 和 国 卫 生 行 业 标 准

WS/T 313—2019

代替 WS/T 313—2009

## 医务人员手卫生规范

Specification of hand hygiene for healthcare workers

2019－11－26 发布　　　　　　　　　　2020－06－01 实施

中华人民共和国国家卫生健康委员会　发　布

# 前　言

根据《中华人民共和国传染病防治法》《医院感染管理办法》和改进医务人员手卫生工作的需要修订本标准。

本标准按照 GB/T 1.1—2009 给出的规则起草。

本标准代替 WS/T 313—2009。除编辑性修改外主要技术变化如下：

——在规范性引用文件中，增加了 GB 15982《医院消毒卫生标准》、GB 27950《手消毒剂卫生要求》和 WS/T 509《重症监护病房医院感染预防与控制规范》(见第 2 章)；

——修改了术语和定义中 3.2 洗手、3.3 卫生手消毒、3.4 外科手消毒、3.5 常居菌、3.7.1 速干手消毒剂、3.7.2 免冲洗手消毒剂及 3.8 手卫生设施的定义；修改 3.7 手消毒剂的定义与 GB 27950 一致(见第 3 章)；

——增加了医疗机构中各部门在医务人员手卫生工作中的管理职责要求(见 4.1)；

——删除了"手消毒剂应取得卫生部卫生许可批件，有效期内使用"，改为"手消毒剂应符合国家有关规定和 GB 27950 的要求，在有效期内使用"(见 4.4)；

——修改了医疗机构设置洗手和卫生手消毒设施的要求(见 5.1.1)；

——增加了重症监护病房手卫生设施的要求(见 5.1.2)；

——增加了检验科、内镜中心(室)、治疗室、换药室、注射室配备非手触式水龙头的要求(见 5.1.3)；

——增加了每 2~4 间手术间宜独立设置 1 个洗手池的要求(见 5.2.2)

——修改了外科手消毒中干手用品的要求(见 5.2.9)；

——修改了医务人员洗手与卫生手消毒指征(见 6.1)；

——增加了选择手消毒剂的要求(见 6.3)；

——增加了摘手套后手卫生的要求(见 6.4)；

——增加了医务人员手卫生依从性的监测要求(见 8.1)、监测部门中增加了内镜中心(室)(见 8.1.2)，增加了医务人员手卫生依从性的监测方法(见 8.2)；

——删除了手卫生消毒效果监测方法的具体操作要求，改为"遵循 GB 15982 的要求"，增加了涂抹培养检测方法的具体要求(见 8.2.2)；

——修改了医务人员洗手方法中揉搓双手的步骤先后要求(见附录 A 的 A.3)；

——细化了外科冲洗手消毒方法(见附录 B)和外科免冲洗手消毒方法(见附录 C)；

——增加了资料性附录 D。

本标准起草单位：北京大学第一医院、国家卫生健康委医院管理研究所、中国疾病预防控制中心、中南大学湘雅医院、山东省立医院、中国人民解放军空军总医院、安徽医科大学第一附属医院、浙江省疾病预防控制中心、中国人民解放军南京总医院、四川大学华西医院、北京大学人民医院、北京大学口腔医院、北京大学第三医院、中国医学科学院北京协和医院、贵州省人民医院、北京地坛医院、中国人民解放军第一一三医院、北京市卫生监督所、湖南省疾病预防控制中心。

本标准主要起草人：李六亿、巩玉秀、张流波、吴安华、李卫光、曹晋桂、马红秋、胡国庆、任建安、尹维佳、黄靖雄、高燕、刘翠梅、郭莉、穆莉、李双玲、徐梅、刘占兵、徐艳、刘景院、熊辉、梅卫玲、袁晓宁、裴红生、陈贵秋、姚希、徐丹慧。

本标准所代替标准历次版本发布情况为：

——WS/T 313—2009。

# 医务人员手卫生规范

## 1 范围

本标准规定了医务人员手卫生管理与基本要求、手卫生设施、洗手与卫生手消毒、外科手消毒和手卫生监测等。

本标准适用于各级各类医疗机构。

## 2 规范性引用文件

下列文件对于本文件的应用是必不可少的。凡是注日期的引用文件，仅注日期的版本适用于本文件。凡是不注日期的引用文件，其最新版本（包括所有的修改单）适用于本文件。

GB 5749　生活饮用水卫生标准

GB 15982　医院消毒卫生标准

GB 27950　手消毒剂卫生要求

WS/T 509　重症监护病房医院感染预防与控制规范

## 3 术语与定义

下列术语和定义适用于本文件。

### 3.1 手卫生 hand hygiene

为医务人员在从事职业活动过程中的洗手、卫生手消毒和外科手消毒的总称。

### 3.2 洗手 handwashing

医务人员用流动水和洗手液（肥皂）揉搓冲洗双手，去除手部皮肤污垢、碎屑和部分微生物的过程。

### 3.3 卫生手消毒 antiseptic handrubbing

医务人员用手消毒剂揉搓双手，以减少手部暂居菌的过程。

### 3.4 外科手消毒 surgical hand antisepsis

外科手术前医护人员用流动水和洗手液揉搓冲洗双手、前臂至上臂下 1/3，再用手消毒剂清除或者杀灭手部、前臂至上臂下 1/3 暂居菌和减少常居菌的过程。

### 3.5 常居菌 resident skin flora

能从大部分人体皮肤上分离出来的微生物，是皮肤上持久的固有寄居菌，不易被机械摩擦清除。如凝固酶阴性葡萄球菌、棒状杆菌属、丙酸菌属、不动杆菌属等。一般情况下不致病，在一定条件下能引起导管相关感染和手术部位感染等。

### 3.6 暂居菌 transient skin flora

寄居在皮肤表层，常规洗手容易被清除的微生物。直接接触患者或被污染的物体表面时可获得，可通过手传播，与医院感染密切相关。

### 3.7 手消毒剂 hand antiseptic agent

应用于手消毒的化学制剂。

3.7.1 速干手消毒剂 alcohol-based hand rub

含有醇类和护肤成分的手消毒剂。

3.7.2 免冲洗手消毒剂 waterless antiseptic agent

主要用于外科手部皮肤消毒，使用后不需用水冲洗的手消毒剂。

**3.8 手卫生设施 hand hygiene facilities**

用于洗手与手消毒的设施设备，包括洗手池、水龙头、流动水、洗手液（肥皂）、干手用品、手消毒剂等。

## 4 手卫生管理与基本要求

4.1 医疗机构应明确医院感染管理、医疗管理、护理管理以及后勤保障等部门在手卫生管理工作中的职责，加强对手卫生行为的指导与管理，将手卫生纳入医疗质量考核，提高医务人员手卫生的依从性。

4.2 医疗机构应制定并落实手卫生管理制度，配备有效、便捷、适宜的手卫生设施。

4.3 医疗机构应定期开展手卫生的全员培训，医务人员应掌握手卫生知识和正确的手卫生方法。

4.4 手消毒剂应符合国家有关规定和 GB 27950 的要求，在有效期内使用。

4.5 手卫生消毒效果应达到如下要求：

a）卫生手消毒，监测的细菌菌落总数应≤10 CFU/cm²。

b）外科手消毒，监测的细菌菌落总数应≤5 CFU/cm²。

## 5 手卫生设施

**5.1 洗手与卫生手消毒设施**

5.1.1 医疗机构应设置与诊疗工作相匹配的流动水洗手和卫生手消毒设施，并方便医务人员使用。

5.1.2 重症监护病房在新建、改建时的手卫生设施应符合 WS/T 509 的要求。

5.1.3 手术部（室）、产房、导管室、洁净层流病区、骨髓移植病区、器官移植病区、新生儿室、母婴同室、血液透析中心（室）、烧伤病区、感染性疾病科、口腔科、消毒供应中心、检验科、内镜中心（室）等感染高风险部门和治疗室、换药室、注射室应配备非手触式水龙头。

5.1.4 有条件的医疗机构在诊疗区域均宜配备非手触式水龙头。

5.1.5 应配备洗手液（肥皂），并符合以下要求：

a）盛放洗手液的容器宜为一次性使用。

b）重复使用的洗手液容器应定期清洁与消毒。

c）洗手液发生浑浊或变色等变质情况时及时更换，并清洁、消毒容器。

d）使用的肥皂应保持清洁与干燥。

5.1.6 应配备干手用品或设施。

5.1.7 医务人员对选用的手消毒剂有良好的接受性。

5.1.8 手消毒剂宜使用一次性包装。

## 5.2 外科手消毒设施

5.2.1 应配置专用洗手池。洗手池设置在手术间附近，水池大小、高度适宜，能防止冲洗水溅出，池面光滑无死角，易于清洁。洗手池应每日清洁与消毒。

5.2.2 洗手池及水龙头数量应根据手术间的数量合理设置，每 2～4 间手术间宜独立设置 1 个洗手池，水龙头数量不少于手术间的数量，水龙头开关应为非手触式。

5.2.3 应配备符合 5.1.5 a)、5.1.5 b)、5.1.5 c)要求的洗手液。

5.2.4 应配备清洁指甲的用品。

5.2.5 可配备手卫生的揉搓用品。如配备手刷，手刷的刷毛柔软。

5.2.6 手消毒剂的出液器应采用非手触式。

5.2.7 手消毒剂宜采用一次性包装。

5.2.8 重复使用的消毒剂容器应至少每周清洁与消毒。

5.2.9 冲洗手消毒法应配备干手用品，并符合以下要求：

a)手消毒后应使用经灭菌的布巾干手，布巾应一人一用。

b)重复使用的布巾，用后应清洗、灭菌并按照相应要求储存。

c)盛装布巾的包装物可为一次性使用，如使用可复用容器应每次清洗、灭菌，包装开启后使用不得超过 24 h。

5.2.10 应配备计时装置、外科手卫生流程图。

# 6 洗手与卫生手消毒

## 6.1 洗手与卫生手消毒指征

6.1.1 下列情况医务人员应洗手和/或使用手消毒剂进行卫生手消毒：

a)接触患者前。

b)清洁、无菌操作前，包括进行侵入性操作前。

c)暴露患者体液风险后，包括接触患者黏膜、破损皮肤或伤口、血液、体液、分泌物、排泄物、伤口敷料等之后。

d)接触患者后。

e)接触患者周围环境后，包括接触患者周围的医疗相关器械、用具等物体表面后。

6.1.2 下列情况应洗手：

a)当手部有血液或其他体液等肉眼可见的污染时。

b)可能接触艰难梭菌、肠道病毒等对速干手消毒剂不敏感的病原微生物时。

6.1.3 手部没有肉眼可见污染时，宜使用手消毒剂进行卫生手消毒。

6.1.4 下列情况时医务人员应先洗手，然后进行卫生手消毒：

a)接触传染病患者的血液、体液和分泌物以及被传染性病原微生物污染的物品后。

b)直接为传染病患者进行检查、治疗、护理或处理传染病患者污物之后。

## 6.2 洗手与卫生手消毒方法

6.2.1 医务人员洗手方法，见附录 A。

6.2.2 医务人员卫生手消毒遵循以下方法：

a)取适量的手消毒剂于掌心，均匀涂抹双手。

b)按照附录 A 医务人员洗手方法 A.3 揉搓的步骤进行揉搓。

c)揉搓至手部干燥。

### 6.3 手消毒剂选择

卫生手消毒时首选速干手消毒剂，过敏人群可选用其他手消毒剂；针对某些对乙醇不敏感的肠道病毒感染时，应选择其他有效的手消毒剂。

### 6.4 注意事项

戴手套不能代替手卫生，摘手套后应进行手卫生。

## 7 外科手消毒

7.1 外科手消毒应遵循以下原则：

a)先洗手，后消毒。

b)不同患者手术之间、手套破损或手被污染时，应重新进行外科手消毒。

7.2 外科洗手遵循以下方法与要求：

a)洗手之前应先摘除手部饰物，修剪指甲，指甲长度不超过指尖。

b)取适量的洗手液清洗双手、前臂和上臂下 1/3，并认真揉搓。清洁双手时，可使用清洁指甲用品清洁指甲下的污垢和使用揉搓用品清洁手部皮肤的皱褶处。

c)流动水冲洗双手、前臂和上臂下 1/3。

d)使用干手用品擦干双手、前臂和上臂下 1/3。

7.3 外科冲洗手消毒，遵循附录 B 的方法与要求。

7.4 外科免冲洗手消毒，遵循附录 C 的方法与要求。

7.5 注意事项：

a)不得戴假指甲、装饰指甲，保持指甲和指甲周围组织的清洁。

b)在外科手消毒过程中应保持双手位于胸前并高于肘部，使水由手部流向肘部。

c)洗手与消毒可使用海绵、其他揉搓用品或双手相互揉搓。

d)术后摘除手套后，应用洗手液清洁双手。

e)用后的清洁指甲用品、揉搓用品(如海绵、手刷等)，放到指定的容器中；揉搓用品、清洁指甲用品应一人一用一消毒或者一次性使用。

## 8 手卫生的监测

### 8.1 监测要求

8.1.1 医疗机构应定期进行医务人员手卫生依从性的监测与反馈，依从性的监测用手卫生依从率表示。手卫生依从率的计算方法为：手卫生依从率＝手卫生执行时机数/应执行手卫生时机数×100%。

8.1.2 医疗机构应每季度对手术部(室)、产房、导管室、洁净层流病区、骨髓移植病区、器官移植病区、重症监护病房、新生儿室、母婴同室、血液透析中心(室)、烧伤病区、感染性疾病科病区、口腔科、内镜中心(室)等部门工作的医务人员进行手卫生消毒效果的监测。当怀疑医院感染暴发与医务人员手卫生有关时，应及时进行监测，并进行相应病原微生物的检测，采样时机为工作中随机采样，采样方法遵循 GB 15982 的要求进行。

### 8.2 监测方法

8.2.1 手卫生依从性的监测方法参见附录 D。

8.2.2 手卫生消毒效果的监测，采用以下方法：

a)倾注培养法：采样和培养方法遵循 GB 15982 的要求进行。

b)涂抹培养法：采样方法遵循 GB 15982 的要求；检测时把采样管充分振荡后，分别取不同稀释倍数的洗脱液 0.2 mL 接种于二份普通琼脂平板的表面，用灭菌 L 棒涂抹均匀，放置 36±1 ℃恒温箱培养 48 h，计数菌落数。

c)消毒效果的结果判定按照 4.5 要求进行。

# 附录 A
## （规范性附录）
## 医务人员洗手方法

A.1　在流动水下，淋湿双手。

A.2　取适量洗手液（肥皂），均匀涂抹至整个手掌、手背、手指和指缝。

A.3　认真揉搓双手至少 15 s，注意清洗双手所有皮肤，包括指背、指尖和指缝，具体揉搓步骤为（步骤不分先后）：

A.3.1　掌心相对，手指并拢，相互揉搓，见图 A.1。

A.3.2　手心对手背沿指缝相互揉搓，交换进行，见图 A.2。

A.3.3　掌心相对，双手交叉，指缝相互揉搓，见图 A.3。

A.3.4　弯曲手指使关节在另一手掌心旋转揉搓，交换进行，见图 A.4。

A.3.5　右手握住左手大拇指旋转揉搓，交换进行，见图 A.5。

A.3.6　将五个手指尖并拢放在另一手掌心旋转揉搓，交换进行，见图 A.6。

A.4　在流动水下彻底冲净双手，擦干，取适量护手液护肤。

A.5　擦干宜使用纸巾。

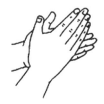

图 A.1　掌心相对，手指并拢，相互揉搓

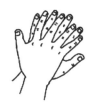

图 A.2　手心对手背沿指缝相互揉搓

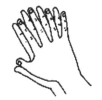

图 A.3　掌心相对，手指交叉指缝相互揉搓

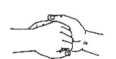

图 A.4　弯曲手指关节在掌心旋转揉搓

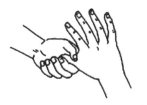

图 A.5　大拇指在掌心旋转揉搓

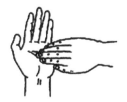

图 A.6　五指并拢，指尖在掌心旋转揉搓

# 附录 B
## （规范性附录）
## 外科冲洗手消毒方法

B.1 按照 7.2 外科洗手的方法与要求完成外科洗手。

B.2 取适量的手消毒剂涂抹至双手的每个部位、前臂和上臂下 1/3，并认真揉搓 3～5 min。

B.3 在流动水下从指尖向手肘单一方向地冲净双手、前臂和上臂下 1/3，用经灭菌的布巾彻底擦干。

B.4 冲洗水应符合 GB 5749 的规定。冲洗水水质达不到要求时，手术人员在戴手套前，应用速干手消毒剂消毒双手。

B.5 手消毒剂的取液量、揉搓时间及使用方法遵循产品的使用说明。

# 附录C
## （规范性附录）
## 外科免冲洗手消毒方法

C.1　按照 7.2 外科洗手的方法与要求完成外科洗手。

　　C.2　取适量的手消毒剂放置在左手掌上。

　　C.3　将右手手指尖浸泡在手消毒剂中(≥5 s)，见图 C.1。

　　C.4　将手消毒剂涂抹在右手、前臂直至上臂下 1/3，确保通过环形运动环绕前臂至上臂下 1/3，将手消毒剂完全覆盖皮肤区域，持续揉搓 10～15 s，直至消毒剂干燥，见图 C.2～图 C.5。

　　C.5　取适量的手消毒剂放置在右手掌上。

　　C.6　在左手重复 C.3、C.4 过程。

　　C.7　取适量的手消毒剂放置在手掌上。

　　C.8　揉搓双手直至手腕，揉搓方法按照附录 A 医务人员洗手方法 A.3.1 至 A.3.5 揉搓的步骤进行，揉搓至手部干燥。

　　C.9　手消毒剂的取液量、揉搓时间及使用方法遵循产品的使用说明。

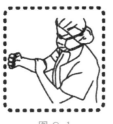
图 C.1

图 C.2

图 C.3

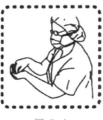
图 C.4

图 C.5

# 附录 D
## (资料性附录)
## 手卫生依从性监测方法

D.1 采用直接观察法 在日常医疗护理活动中，不告知观察对象时，随机选择观察对象，观察并记录医务人员手卫生时机及执行的情况，计算手卫生依从率，以评估手卫生的依从性。

D.2 观察人员 由受过专门培训的观察员进行观察。

D.3 观察时间与范围 根据评价手卫生依从性的需要，选择具有代表性的观察区域和时间段；观察持续时间不宜超过 20 min。

D.4 观察内容 观察前设计监测内容及表格，主要包括：

a)每次观察记录观察日期和起止时间、观察地点(医院名称、病区名称等)、观察人员。

b)记录观察的每个手卫生时机，包括被观察人员类别(医生、护士、护理员等)、手卫生指征、是否执行手卫生以及手卫生的方法。

c)可同时观察其他内容，如：手套佩戴情况、手卫生方法的正确性及错误原因。

d)观察人员可同时最多观察 3 名医务人员。一次观察一名医务人员不宜超过 3 个手卫生时机。

D.5 计算手卫生依从率，并进行反馈。

手卫生依从率＝手卫生执行时机数/应执行手卫生时机数×100％

D.6 优点：可观察详细信息，如洗手、卫生手消毒、手套的使用、揉搓方法和影响消毒效果的因素。

D.7 缺点：工作量大、耗时、需要合格的观察员、存在选择偏倚、霍桑效应和观察者偏倚。

# 附录四　CORN 术中获得性压力性损伤风险评估量表及评分细则

## CORN 术中获得性压力性损伤风险评估量表

| 术前压力性损伤危险因素评估(在□内打√，总分：_____分) | | | | |
| --- | --- | --- | --- | --- |
| 项目及评估 | 1分 | 2分 | 3分 | 4分 |
| 麻醉分级 | Ⅰ级　□ | Ⅱ级　□ | Ⅲ级　□ | ＞Ⅰ级　□ |
| 体重指数 | 18.5～23.9　□ | 24.0～27.9　□ | ≥28　□ | ＜18.5　□ |
| 受压部位皮状态 | 完好　□ | 红斑、潮湿　□ | 瘀斑、水疱　□ | 重度水肿　□ |
| 术前肢体活动 | 不受限　□ | 轻度受限　□ | 部分受限　□ | 完全受限　□ |
| 预计手术时(h) | ＜3　□ | ≥3且＜3.5　□ | ≥3.5且＜4　□ | ≥4　□ |
| 基础疾病：糖尿病 | | | | 有　□ |
| 术前评估＞14分为高风险患者；9～14分为中风险患者；＜9分为低风险患者 | | | | |

| 术中压力性损伤危险因素动态评估(在□内打√，总分：_____分) | | | | |
| --- | --- | --- | --- | --- |
| 项目及评估 | 1分 | 2分 | 3分 | 4分 |
| 体温丢失因素 | 浅部组织冷稀释　□ | 深部组织冷稀释　□ | 体腔/器官冷稀释　□ | 低体温/降温治疗　□ |
| 手术出血量(ml) | ＜200　□ | ≥200且＜400　□ | 400～800　□ | ＞800　□ |
| 术中压力剪切力改变 | 轻度增加　□ | 中度增加　□ | 重度增加　□ | 极重度增加　□ |
| 实际手术时间(h) | ＜3　□ | ≥3且＜3.5　□ | ≥3.5且＜4　□ | ≥4　□ |
| 术中评估＞12分为高风险患者；8～12分为中风险患者；＜8分为低风险患者 | | | | |

**术后受压部位皮肤评估(在□内打√)**

正常□　带入性压力性损伤□　部位：_____　面积：_____cm×_____cm

术中压力性损伤□：压红□　1期□　2期□　3期□　4期□　深部组织损伤□　不可分期□

器械性压力性损伤□　黏膜压力性损伤□

部位：_____　面积：_____cm×_____cm　皮肤受压时间_____h

备注：_____

**CORN 术中获得性压力性损伤风险评估量表评定细则**

| 评估内容 | 程度分级 | 评分值 |
|---|---|---|
| ASA 麻醉风险分级 | 根据患者体质状况和手术危险性分 4 级：<br>Ⅰ级体格健康、发育营养良好，各器官功能正常；<br>Ⅱ级除有外科疾病外，还有轻度并存病，功能代偿健全；<br>Ⅲ级并存病情严重，体力活动受限，尚能应付日常活动；<br>Ⅳ级及以上合并严重系统疾病，丧失日常活动能力，威胁生命甚至死亡 | 1 分<br>2 分<br>3 分<br>4 分 |
| 身体质量指数（BMI） | 计算：BMI＝体重（千克）÷身高（米$^2$）。<br>标准：18.5～23.9。<br>偏胖：24.0～27.9。<br>肥胖：≥28。<br>偏瘦：<18 | 1 分<br>2 分<br>3 分<br>4 分 |
| 受压部位皮肤状态 | 皮肤完好；<br>皮肤有红斑、潮湿；<br>皮肤有瘀斑、水疱；<br>患者重度水肿，皮肤发亮，按压很难回弹 | 1 分<br>2 分<br>3 分<br>4 分 |
| 术前肢体活动 | 不受限：患者活动自如。<br>轻度受限：能经常独立地改变躯体或四肢的位置，但变动幅度不大。<br>部分受限：偶尔能轻微地移动躯体或四肢，但不能独立完成经常的或显著的躯体位置变动。<br>完全受限：没有帮助的情况下不能完成轻微的躯体或者四肢的位置变动 | 1 分<br>2 分<br>3 分<br>4 分 |
| 计划手术时间 | 指患者躺在手术床上不再改变体位至麻醉结束体位改变时间。<br><3 h；<br>3～3.5 h；<br>3.5～4 h；<br>>4 h | <br>1 分<br>2 分<br>3 分<br>4 分 |
| 高危疾病 | 糖尿病 | 4 分 |
| 带入压疮 | 纳入压力性损伤危险患者 | 9 分 |
| 体温丢失因素 | 浅部组织暴露：手术切开解剖位置涉及皮肤、皮下组织和筋膜。<br>深部组织暴露：手术切开解剖位置涉及肌肉、关节、骨组织。<br>体腔/器官暴露：手术切开解剖位置涉及胸腔、腹腔和盆腔，有重要组织器官暴露在外。<br>低体温/降温治疗：术中或手术后核心体温<36 ℃，或因手术治疗需要，术中使用降温措施 | 1 分<br>2 分<br>3 分<br>4 分 |

| 评估内容 | 程度分级 | 评分值 |
|---|---|---|
| 手术出血量 | <200 mL；<br>200～400 mL；<br>400～800 mL；<br>>800 mL | 1分<br>2分<br>3分<br>4分 |
| 压力剪切力改变 | 轻度改变：体位调节 0°～10°。<br>中度改变：体位调节 10°～30°。<br>重度改变：体位调节 30°～60°。<br>极度改变：体位调节 >60° | 1分<br>2分<br>3分<br>4分 |
| 实际手术时间 | 指患者躺在手术床上不再改变体位至麻醉结束体位改变的时间。<br><3 h；<br>3～3.5 h；<br>3.5～4 h；<br>>4 h | 1分<br>2分<br>3分<br>4分 |
| 术后皮肤结果界定 | 正常：观察受压部位皮肤，没有发生压红或压力性损伤。<br>异常：压红。<br>压力性损伤：1 期、2 期、3 期、4 期、深部组织损伤、不可分期、器械相关性、黏模相关性 | |

# 参 考 文 献

［1］中华人民共和国卫生部．中华人民共和国卫生行业标准：医院隔离技术规范 WS/T 311—2009［S］．北京：中华人民共和国卫生部，2009.

［2］中华人民共和国国务院令第 351 号．医疗事故处理条例．［EB/OL］．http：//www. gov. cn/banshi/2005 – 08/02/content _ 19167. html.

［3］中华人民共和国国务院令第 517 号（护士条例）［EB/OL］．http：//www. moh. gov. cn/mohzcfgs/pfg/200804/18248. shtml.

［4］国家卫生健康委．《医疗卫生机构医疗废物管理办法》卫生部令第 36 号［EB/OL］．ht-tp：//www. nhc. gov. cn/cms – search/xxgk/getManuscriptXxgk. htm? id＝133efb6d99c d47d4ac6765a16874161c.

［5］卫生部．病历书写基本规范［S］．卫医政发[2010]11 号．

［6］中华护理学会手术室护理专业委员会．手术室护理实践指南［M］．北京：人民卫生出版社，2021.

［7］抗菌药物临床应用指导原则［EB/OL］．http：//www. nhc. gov. cn/ewebeditor/up-loadfile/2015/09/20150928170007470. pdf.

［8］中华人民共和国国家卫生健康委员会法规司．《医疗机构临床用血管理办法》（卫生部令第 85 号）［EB/OL］．http：//www. nhc. gov. cn/fzs/s3576/202106/266b57fb17 da48ab9d77b6a774fb4593. shtml.

［9］卫生部．临床输血技术规范［J］．中国医院，2000，5(6)：1 – 11.

［10］中华人民共和国卫生部．WS/T 367—2012 中华人民共和国卫生行业标准：医疗机构消毒技术规范［S］．北京：中国标准出版社，2012.

［11］中华人民共和国国家卫生健康委员会．中华人民共和国卫生行业标准 WS/T 624—2018：输血反应分类［S/OL］．http//www. nhc. gov. cn/ewebeditor/upload-file/2019/01/20190110141959832. pdf.

［12］中华人民共和国卫生部．医院感染管理办法（卫生部令第 48 号）［S］．卫生政策，2006.

［13］中华人民共和国卫生部．WS/T 367—2012 中华人民共和国卫生行业标准：医疗机构消毒技术规范［S］．北京：中国标准出版社，2012.

［14］国家卫生和计划生育委员会．中华人民共和国卫生行业准医院消毒供应中心　第 1 部分：管理规范 WS 310.2—2016［S］．北京：中国标准出版社，2016.

［15］中华人民共和国卫生行业标准：医院消毒供应中心　第 2 部分：清洗消毒及灭菌技术操作规范 WS 310.2—2016［S］．北京：中国标准出版社，2016.

［16］中华人民共和国卫生行业标准：医院消毒供应中心　第 3 部分：清洗消毒及灭菌效果监测标准 WS 310.2—2016［S］．北京：中国标准出版社，2016.